SingLiesel

MIX
Papier aus verantwortungsvollen Quellen
FSC® C014138
FSC
www.fsc.org

Satz: Martin Janz, Freiburg i.Br.
Umschlag: SingLiesel GmbH, Karlsruhe
Druck: FINIDR, Czech Republic

ISBN 978-3-948106-77-5

info@singliesel.de, www.singliesel.de

Bildnachweise: shutterstock.com; Fotolia: S. 18 (rastlily), S. 33 (fefufoto)

Alle Übungen in diesem Buch sind aus der Praxis entstanden. Bitte vergessen Sie nicht, dass jeder Mensch seine spezielle Tagesform und seine einzigartige Biografie mitbringt, die Sie berücksichtigen müssen. Nicht jede Übung oder jedes Spiel passt für jeden. Die Autorin und der Verlag haften nicht für etwaige Personen- oder Sachschäden.

Natali Mallek

GEDÄCHTNISTRAINING FÜR SENIOREN

Gedächtnisübungen für gute Laune

SingLiesel

Inhalt

Frühlingsgefühle

VORWORT

Grundsätzliches zum Gedächtnistraining

Das Wort „Gedächtnistraining" ist irreführend. Es suggeriert, dass es dabei nur um das Training der Merkfähigkeit ginge. Ein umfassendes Gedächtnistraining bietet aber viel mehr. Es deckt das Training der unterschiedlichsten Gehirnleistungen ab und bezieht unterstützende Angebote wie Entspannung und Bewegung mit ein. Ein gelungenes Gedächtnistraining ermöglicht spielerisch Erfolgserlebnisse. Ohne Stress, Druck und Leistungszwang.

Faustregeln für ein gelungenes Gedächtnistraining

Jeder Mensch ist anders, und jeder Teilnehmer, jede Teilnehmerin ist unterschiedlich. Wie bei jeder Aktivierung ist es daher wichtig, die individuellen Bedürfnisse des Einzelnen im Blick zu haben. Es gibt aber dennoch einige Regeln, die vielen Menschen helfen, Spaß und Freude beim Gedächtnistraining zu erleben.

1. **Leichter Start und entspannendes Ende.** Für den ersten Schritt einer Bergbesteigung braucht man in der Regel noch keine Kletterhaken und kein Sauerstoffzelt. Bei einem Gedächtnistraining ist es ähnlich. Eine einfache Übung am Anfang des Gedächtnistrainings ermöglicht den Teilnehmenden den leichten Einstieg in das Thema. Ein Erfolgserlebnis erhöht die Motivation. Am Ende der Trainingseinheit sorgt ein angenehmer, entspannender Abschluss dafür, dass das Gedächtnistraining in positiver Erinnerung bleibt, und dies motiviert für weitere Trainingseinheiten.

2. **Abwechslungsreich.** Vielfältige Themen, neue Übungen und eine fantasievolle Gestaltung des Gedächtnistrainings wecken Neugier bei den Teilnehmenden. Als Übungsleitung ist man beim Gedächtnistraining immer auch ein bisschen für die Unterhaltung der Teilnehmenden zuständig. Positive Emotionen erleichtern das Lernen und Üben.

3. **Verschiedene Trainingsbereiche.** Die Übungen in diesem Buch orientieren sich grob an den zwölf Trainingsbereichen des Bundesverbands für Gedächtnistraining: Assoziatives Denken, Denkflexibilität, Fantasie und Kreativität, Formulierung, Konzentration, Urteilsfähigkeit, logisches Denken, Merkfähigkeit, Strukturieren, Wahrnehmung, Wortfindung, Zusammenhänge erkennen. Sie beziehen aber auch die besonderen Bedürfnisse von älteren Teilnehmenden und Menschen mit Demenz ein. Um die Konzentration zu erleichtern und der Ermüdung der Teilnehmenden vorzubeugen, ist es sinnvoll, in jede Trainingseinheit Übungen aus unterschiedlichen Bereichen zu integrieren.

4. **Verschiedene Arbeitsformen.** Übungen können allein, mit einer Partnerin, einem Partner oder in der Gruppe bearbeitet werden. Manche werden mündlich, andere schriftlich präsentiert. Die Arbeit in der Gruppe steht bei Menschen mit Demenz im Vordergrund. Bei Menschen mit Demenz ist es besonders wichtig, den Einzelnen nicht unter Leistungsdruck zu setzen. Die Arbeit im Plenum hilft, Leistungsdruck zu minimieren. Ein Beispiel: Wenn ein Einzelner etwas gefragt wird und die Antwort nicht weiß, so wird das von den meisten Menschen als beschämender empfunden, als wenn eine Gruppe etwas gefragt wird und sich ein Einzelner nicht dazu äußern kann.

5. **Verschiedene Hilfsmittel nutzen.** Gedächtnistraining darf anschaulich sein. Es lohnt sich, realistisches Anschauungsmaterial mitzubringen. Das Interesse kann leichter wachgehalten werden, wenn man unterschiedliche Moderationswerkzeuge wie Tafel und Flipchart nutzt. Wenn es möglich ist, individuelle Hilfestellung anzubieten, kann man oft auch bei Menschen mit beginnender Demenz noch gut Arbeitsblätter einsetzen.

6. **Verschiedene Schwierigkeitsgrade.** Seltsamerweise haben manche Menschen die Vorstellung, dass bei einem Gedächtnistraining jede Übung und Aufgabe schnell bewältigt werden muss. Das wäre für die Teilnehmenden aber keine Herausforderung. Man darf Antworten nicht wissen! Man darf an Übungen eine Zeitlang „knacken“! Wichtig ist nur, dass es auch Übungen gibt, die leichter fallen, das Selbstvertrauen stützen und durch Erfolgserlebnisse die Motivation aufrechterhalten und stärken.

7. **Wenig Über- und Unterforderung.** Selbstverständlich hätte ich bei dieser Faustregel auch das Wort „keine“ anstelle von „wenig“ benutzen können. Da ich allerdings davon ausgehe, dass viele das Buch nutzen, um es in Einrichtungen der Altenhilfe einzusetzen, halte ich das nicht für realistisch. Es gibt sehr wenige Einrichtungen, in denen es wirklich gelingt, Kleingruppen zu bilden, in denen die Teilnehmenden alle das gleiche Leistungsniveau haben. Gerade wenn sich Über- und Unterforderung nicht gänzlich vermeiden lassen, ist es wichtig, dass Sie als Übungsleitung den Einzelnen im Blick haben. Die Frustrationstoleranz der Menschen ist sehr unterschiedlich. Solange ein Mensch Freude am Gedächtnistraining hat, ist es das richtige Angebot. Wenn ein Mensch keine Freude am Gedächtnistraining hat, ist es das falsche Angebot.

8. **Bewegungs- und Entspannungselemente einbauen.** „Ganzheitlichkeit“ ist im Moment ein in meinen Augen etwas überstrapazierter Begriff. Aber es gibt ihn natürlich auch beim Gedächtnistraining. Bewegung gehört zu einem gelungenen Gedächtnistraining immer dazu. Es ist auch wissenschaftlich bewiesen, dass Bewegung die Wirksamkeit eines Gedächtnistrainings unterstützt. Eine Geschichte, ein Gedicht, ein Witz, eine Fantasiereise oder das Hören/Singen eines Liedes können die Entspannung beim Gedächtnistraining unterstützen.

Das sollte man bei Menschen mit Demenz beachten

Menschen mit Demenz bilden eine besondere Zielgruppe innerhalb der Menschen, die an einem Gedächtnistraining teilnehmen. Natürlich kann auch ein Gedächtnistraining keine Wunder vollbringen. Trotzdem kämpfe ich, wenn es um das Gedächtnistraining mit Menschen mit Demenz geht, immer wieder gegen Aussagen wie: „Das bringt doch eh nichts mehr!“ oder „Menschen mit Demenz können nichts mehr lernen!“. Ich behaupte: Es bringt etwas! Und Menschen mit Demenz können noch lernen!

EIN KLEINES FALLBEISPIEL:

Herr Müller ist 78 Jahre und hat eine Alzheimer-Demenz, als er in die Pflegeeinrichtung Rosengarten zieht. Seine Tochter macht sich große Sorgen darüber, ob er sich an die Einrichtung gewöhnen wird. In der ersten Woche läuft er jeden Tag mit seinem gepackten Koffer über den Flur und erzählt den Vorbeikommenden, dass er auf das Taxi wartet, welches ihn nach Hause bringt. Zu den Mahlzeiten muss er begleitet werden, weil er die Wohnküche des Wohnbereichs nicht findet. In der zweiten Woche bekommt Herr Müller wieder Besuch von seiner Tochter und wirkt wie ein anderer Mensch. Als sie kommt, sagt er: „Komm, wir gehen auf mein Zimmer." Auch die Wohnküche findet er zu den Mahlzeiten problemlos. Herr Müller hat trotz Demenz gelernt, sich in der Einrichtung zurechtzufinden.

Selbst in sehr weit fortgeschrittenen Stadien der Demenz finden noch kleine Lernprozesse statt. Jeder, der mit Menschen mit Demenz arbeitet, kennt den Nutzen von Ritualen. Ein Beispiel für ein solches Ritual ist das Singen einer bestimmten Melodie zur Begrüßung eines bettlägerigen Menschen mit Demenz. Dieses Ritual prägt sich selbst in fortgeschrittenen Demenz-Stadien noch ein. Man könnte auch sagen: Der Mensch lernt das Ritual.

Das heißt natürlich nicht, dass Sie Menschen mit fortgeschrittener Demenz in ein klassisches Gedächtnistraining mit Übungen integrieren sollen. Gedächtnistraining macht so lange Sinn, wie die Teilnehmenden Erfolgserlebnisse und Spaß haben. Bei der Arbeit mit Menschen mit Demenz, auf die dies zutrifft, hat es sich bewährt, folgende Punkte zu berücksichtigen.

- **Alltagsnah.** Themen und Übungen für Menschen mit Demenz orientieren sich am echten Leben und sind nicht abstrakt.

- **Thematisch.** Eine thematische Orientierung ist förderlich für die Konzentration und weckt, bei der richtigen Themenauswahl, das Interesse der Teilnehmenden.

- **Rituale.** Zu Beginn und zum Ende immer das gleiche Lied zu singen, eine Klangschale anzustimmen oder Ähnliches, erleichtert Menschen mit Demenz die Wiedererkennung des Angebots.

- **Reale Dinge einbauen.** Durch den Einsatz realer Dinge lassen sich am besten mehrere Sinne einbeziehen. Es ist besser, einen Apfel mitzubringen, als ein Bild von einem Apfel zu zeigen. Es ist besser, ein Bild von einem Apfel zu zeigen, als nur von einem Apfel zu sprechen.

- **Musik.** Der Einsatz von Musik gilt als „Königsweg" in der Betreuung von Menschen mit Demenz. Im Gedächtnistraining gibt es viele Möglichkeiten, diesen Königsweg einzubauen.

- **Erfolgserlebnisse.** Es wurde bereits erwähnt, aber es ist so wichtig, dass eine Wiederholung an dieser Stelle erlaubt sein soll: Ein Gedächtnistraining ist so lange sinnvoll, wie der Teilnehmende Spaß und Erfolgserlebnisse hat. Wenn ein Teilnehmender keine Erfolgserlebnisse mehr hat, ist Gedächtnistraining das falsche Angebot.

Wie die Übungen aufgebaut sind

Die vorgestellten Übungen wurden jeweils zu einem Thema zusammengestellt. Die meisten Übungen können sowohl in Einzelarbeit als auch in der Kleingruppe durchgeführt werden. Sie lassen sich einzeln nutzen oder zu einer Übungsstunde kombinieren. Durch die Auswahl der passenden Bausteine können Sie die Besonderheiten und Vorlieben der Teilnehmenden berücksichtigen. Manchen Übungen sind um Varianten ergänzt, so dass sie leichter oder auch schwieriger werden.
Beachten Sie bitte, dass Pauschalaussagen zum Schwierigkeitsgrad einer Übung nicht zwangsläufig auch zu Ihren Teilnehmenden passen müssen. Wägen Sie immer selbst ab, welcher Schwierigkeitsgrad für Ihre Teilnehmenden bei welcher Übung angemessen ist. Wenn einzelne Übungen auch in der leichten Version zu schwierig erscheinen, dann verzichten Sie auf die Durchführung.

Sie kennen Ihre Teilnehmenden am besten!

Die Übungen zu einem Thema decken bestimmte Trainingsbereiche ab. Natürlich ist die Aufteilung in Trainingsbereiche theoretischer Natur. Es gibt keine Übung, die nur einen einzigen Trainingsbereich abdeckt.

Mit allen Sinnen: Die vorgestellten Übungseinheiten beginnen jeweils mit Vorschlägen für die Einbeziehung realer Gegenstände. Beim Anschauen und Betasten der Gegenstände werden Erinnerungen geweckt. Bei manchen Themen finden Sie weitere Vorschläge, um die Sinne im Verlauf des Gedächtnistrainings mit den realen Gegenständen zu aktivieren.

Assoziieren: Unser Gehirn ist den ganzen Tag damit beschäftigt, Informationen miteinander zu verknüpfen. Bei den Assoziationsübungen geht es darum, dieses Verknüpfen gezielt hervorzurufen.

Mit Fantasie: Übungen zu Fantasie und Kreativität fallen manchen Seniorinnen und Senioren schwer. Umso wichtiger ist es, diese Übungen in das Gedächtnistraining zu integrieren.

Musik: Musik verleiht dem Gedächtnistraining Leichtigkeit und weckt Emotionen. Für die Arbeit mit Menschen mit Demenz gilt die Musik als Königsweg, da sie fest mit Emotionen und Erinnerungen verknüpft ist.

In Worte fassen: Bei vielen Gedächtnistrainingübungen muss formuliert werden. Bei den Übungen mit dem Trainingsbereich „In Worte fassen“ wird diese Fähigkeit auch ganz gezielt trainiert.

Konzentrieren: Konzentration ist die Fähigkeit, die Aufmerksamkeit zu fokussieren.

Urteilen: Beim Urteilen geht es nicht darum, etwas zu wissen, sondern es geht darum, Wahrscheinlichkeiten abzuwägen.

Merken: Der Trainingsbereich, den die meisten zuerst mit Gedächtnistraining verbinden, ist ebenfalls Teil der vorgestellten Übungen.

Bewegung: Denken Sie immer daran, dass Bewegung das Gedächtnistraining erfolgreicher macht.

Struktur und Zusammenhang: Dinge einordnen, strukturieren und zuordnen zu können, ist eine wichtige Alltagsfertigkeit.

Worte finden: Leichte Wortfindungsstörungen können mit Wortfindungsübungen bekämpft werden.

Wissen: Im Leben gelerntes Wissen ist in unserem Langzeitgedächtnis verankert. Wissen, das abgerufen wird, bleibt einem länger erhalten.

Entspannung: Entspannende Elemente während des Gedächtnistrainings und ein entspannender Ausklang sind wichtig für ein gelungenes Gedächtnistraining.

SPIELEND DURCHS LEBEN

Man ist nie zu alt zum Spielen. Spielen hält jung, vermittelt Leichtigkeit und Spaß. Mit Karten, Würfeln und Spielbrettern kann man so manchen tristen Nachmittag vertreiben. Spiele rufen auch Kindheitserinnerungen wach. Erinnern Sie sich noch an Ihr Lieblingskuscheltier?

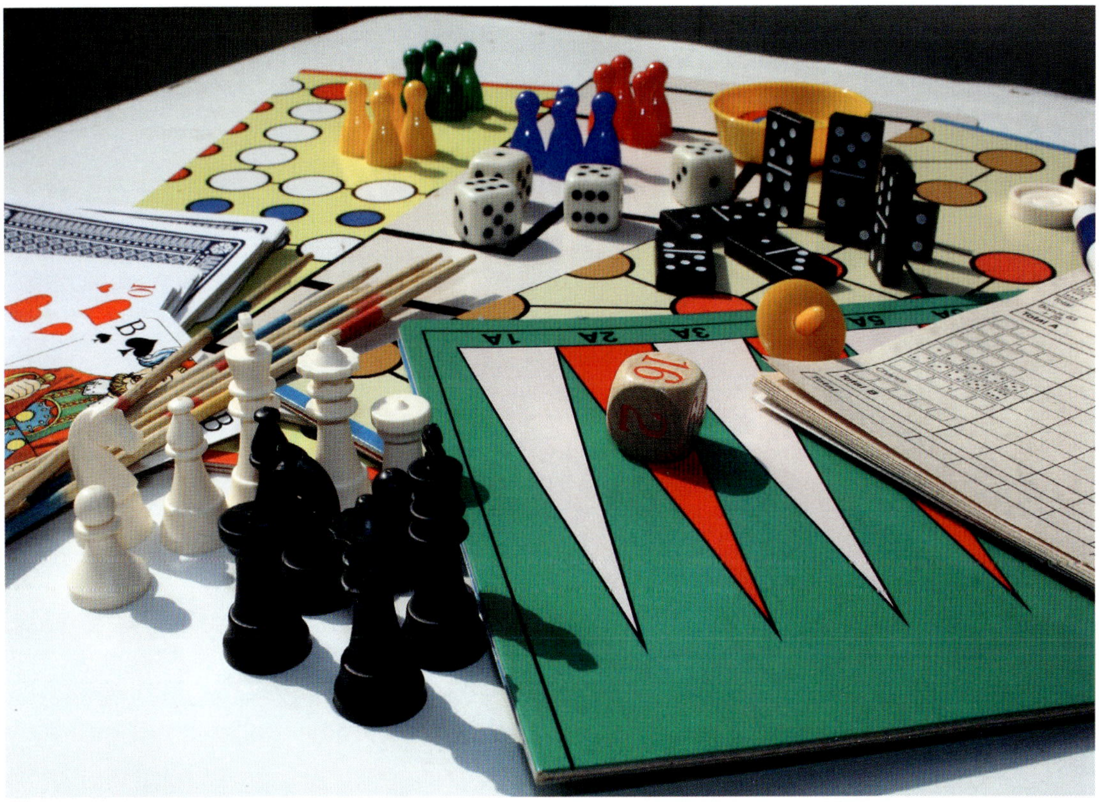

Spiele und biografische Anknüpfungspunkte

TRAININGSBEREICHE

Mit allen Sinnen
Assoziieren
In Worte fassen
Worte finden

MATERIAL

Spielbretter
Spielfiguren
Karten und Würfel aus einer Spielesammlung

ZEIT

ca. 15 bis 20 Minuten

VORBEREITUNG

Das Material wird von Ihnen so platziert, dass alle Teilnehmenden es gut sehen können.
Die Bildkarten kopieren und ausschneiden. Für den mehrfachen Gebrauch evtl. laminieren.

Durchführung

Materialien rund ums Spielen werden in die Mitte des Tischs gelegt. Aufkeimende Gespräche können durch gezielte Fragestellungen oder das Vorlesen der Anekdote (s. u.) weiter angeregt werden.

Achten Sie bitte darauf, dass die Spielfiguren und Würfel nicht in den Mund genommen werden.

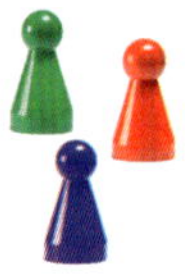

Beispiele für Fragen

- Welche Brettspiele haben Sie früher gespielt?
- Welche Spiele wurden in Ihrer Schulzeit auf dem Pausenhof gespielt?
- Hatten Sie ein Lieblingsspiel?
- Hatten Sie ein Lieblingsspielzeug?
  Wenn ja:
  → Was für eins?
  → Haben Sie es überallhin mitgenommen?
- Haben Sie auch Schach/Mühle/Dame/Halma/Kartenspiele gespielt?
- Haben Sie als Kind beim Spielen „gemogelt"?
- Waren Sie ein guter oder ein schlechter Verlierer?
- Bei welchen Spielen waren Sie besonders gut?

Anekdote

Diese Anekdote kann vorgelesen werden, um bei den Teilnehmenden eigene Erinnerungen zu wecken.

Ich habe als Kind sehr gerne Schach gespielt und war auch sehr gut darin. Es gab nur einen Gegner, gegen den ich nicht gewonnen habe. Das war mein Opa.
Es hat sehr lange gedauert, bis ich verstand, dass er immer mit derselben Strategie gewann. Als ich diese Strategie endlich durchschaut hatte, konnte ich auch gegen meinen Opa gewinnen. Da war ich allerdings schon älter.

Variante ohne Material

Durchführung

Die Teilnehmenden betrachten eines der folgenden Bilder anstelle des Materials.

- Fragen Sie, was die Teilnehmenden auf dem Bild sehen. Fragen Sie auch nach Einzelheiten und ob das Bild etwas Bekanntes darstellt.
- Wenn die Teilnehmenden das Bild nicht sehen können ODER wenig bis gar nicht sprechen, dann beschreiben Sie das Bild aus Ihrer Perspektive so genau wie möglich.

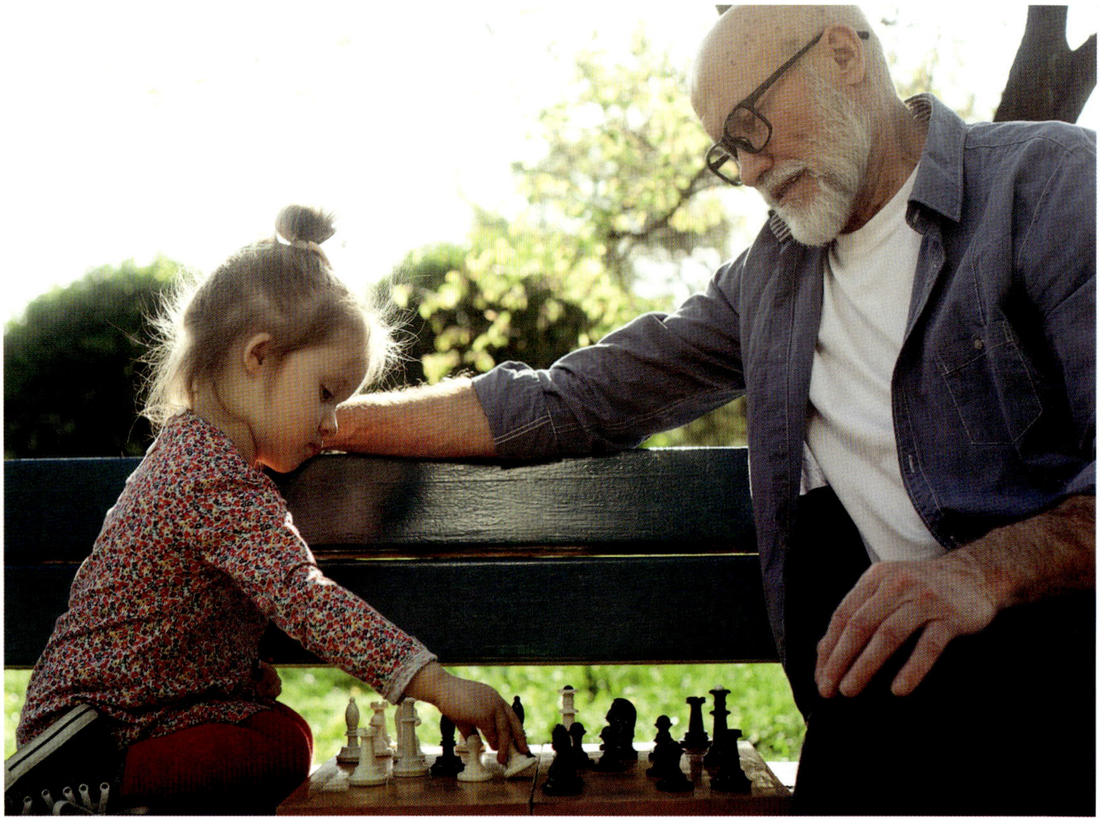

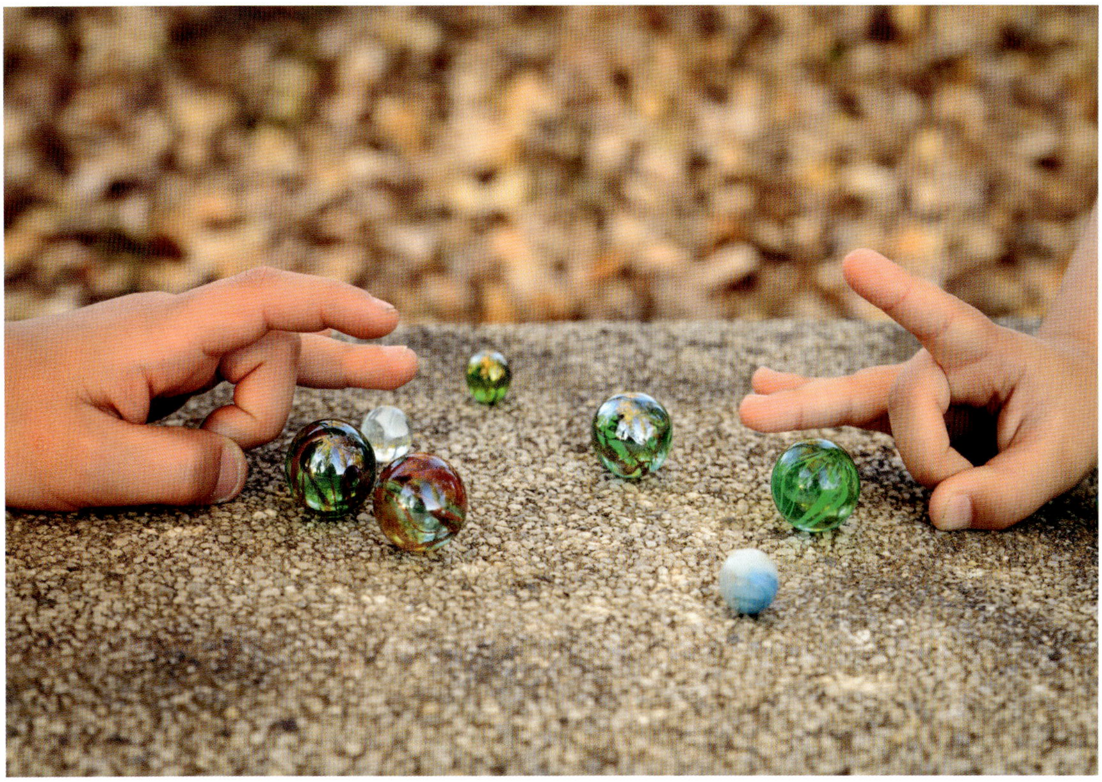

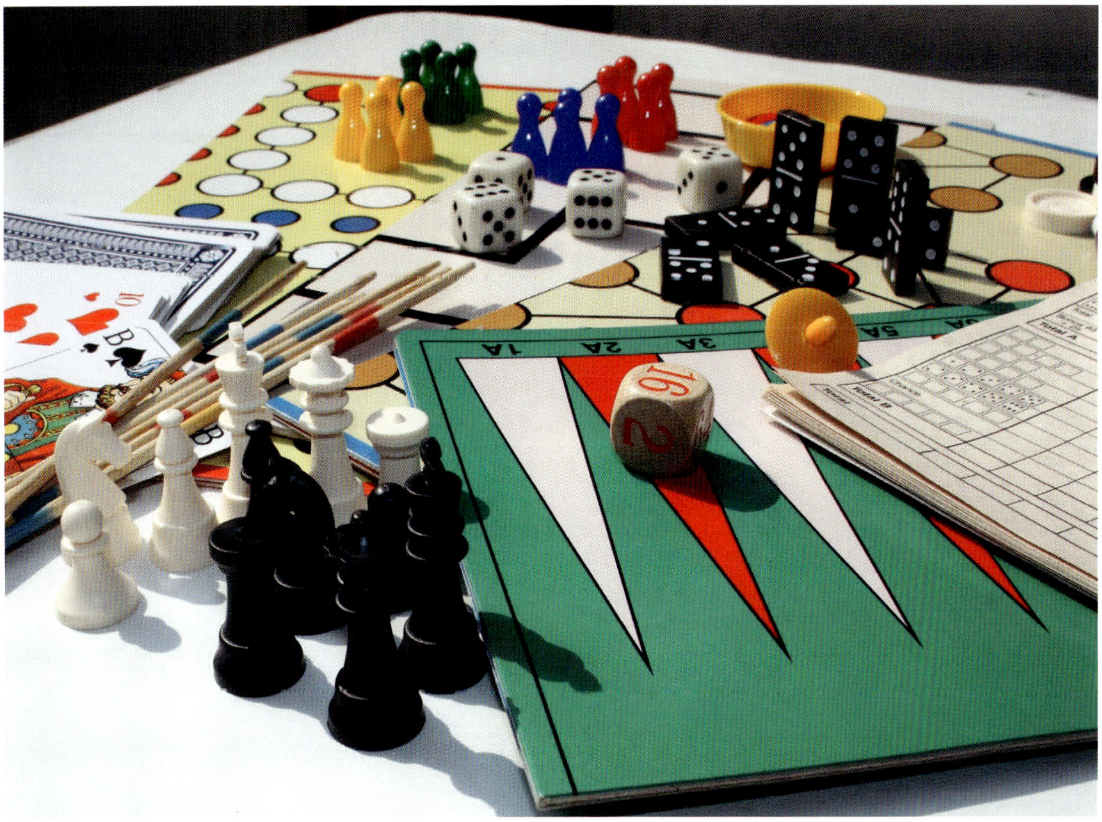

Spieler-Eigenschaften zuordnen

TRAININGSBEREICHE	*Assoziieren* *Worte finden* *Wissen*
MATERIAL	*keins*
ZEIT	*ca. 5 Minuten*
VORBEREITUNG	*keine*

Durchführung

Bitten Sie die Teilnehmenden, Gesellschaftsspiele oder Bewegungsspiele zu nennen, bei denen die Spielenden die folgenden Eigenschaften haben sollten:

- geschickt
- schlau
- schnell
- kreativ
- sportlich
- geduldig

Falls zu einem Punkt keine Ideen kommen, können Sie mit kleinen Tipps auf die Sprünge helfen.

Lösungsbeispiele

- **geschickt** Mikado, Reifentreiben, Apfelfischen
- **schlau** Mühle, Halma, Schach
- **schnell** Fangen spielen
- **kreativ** Versteckspiel, Montagsmaler
- **sportlich** Seilspringen, Hula-Hoop, Fangen spielen
- **geduldig** Schach, Puzzle

Variante

Sie können auch nach verschiedenen Sportarten fragen und nach den Eigenschaften, die man dafür benötigt.

Lösungsbeispiele

- **Fußball**
  - Ausdauer für ein langes Spiel und intensive Läufe
  - Technik für präzise Schüsse
  - Teamfähigkeit für eine gute Zusammenarbeit

- **Tennis**
  - Reaktionsfähigkeit, um schnell auf den Ball reagieren zu können
  - Koordination für präzise Schläge
  - Ausdauer und Konzentration für ein langes Spiel

- **Boxen**
  - Kraft für starke Schläge
  - Ausdauer über mehrere Runden hinweg
  - Reaktionsfähigkeit, um schnell auf die Angriffe des Gegners zu reagieren

- **Turnen**
  - Flexibilität für die verschiedenen Bewegungen
  - Kraft für die Übungen
  - Konzentration, um die Bewegungen präzise auszuführen

- **Klettern**
  - Kraft in den Armen und im Oberkörper für das Ziehen und Halten
  - Gleichgewicht für einen sicheren Tritt
  - strategisches Denken, um die beste Route zu finden und zu bewältigen

Welcher Spielstein fehlt?

TRAININGSBEREICHE	*Merken* *Konzentrieren*
MATERIAL	*verschiedene Spielsteine* *Tuch*
ZEIT	*ca. 3 Minuten*
VORBEREITUNG	*keine*

Durchführung

Legen Sie unterschiedliche Spielsteine in die Mitte des Tischs und lassen Sie sie von den Teilnehmenden eine Minute lang betrachten. Dann wird ein Tuch über die Spielsteine gelegt und ein Spielstein entfernt, ohne dass die Teilnehmenden sehen können, welcher. Das Tuch wird wieder beiseitegelegt, und die Teilnehmenden erraten, welcher Spielstein fehlt.

Die Schwierigkeit kann variiert werden, indem mehr oder weniger unterschiedliche oder gleiche Spielsteine unter das Tuch gelegt werden.

Ob eine oder mehrere Runden gespielt werden, richtet sich nach der Konzentrationsfähigkeit der Teilnehmenden.

Namen für das Lieblingskuscheltier

TRAININGSBEREICHE	*Mit Fantasie* *Worte finden* *Assoziieren*
MATERIAL	*keins*
ZEIT	*ca. 5 Minuten*
VORBEREITUNG	*keine*

Durchführung

Stellen Sie den Teilnehmenden folgende Aufgabe:
Es gibt viele Kinder, die ein bestimmtes Kuscheltier haben, das sie überallhin begleitet. Im Folgenden werden vier Kinder vorgestellt, die ein solches Lieblingskuscheltier haben. Leider haben sie keinen Namen für das Kuscheltier. Helfen Sie den Kindern, sich einen Namen auszudenken.

Antje

Antje hat zu ihrem zweiten Geburtstag ein kleines Plüsch-Schaf von ihrem Onkel geschenkt bekommen. Das Schaf hat ein schwarzes Gesicht und ein flauschiges, weiches Fell. Um den Hals trägt das Schaf ein rot-gelb kariertes Tuch.
Wie könnte das Schaf heißen?

Thomas

Thomas ist drei und hat kein klassisches Kuscheltier. Er hat ein gelbes Auto aus Plüsch – mit weichen schwarzen Rädern und zwei Augen als Scheinwerfern. Wenn er das Kuschelauto im Arm hält, stellt er sich vor, es sei das schnellste Auto der Welt.
Wie könnte Thomas das Auto nennen?

Melanie

Melanie hat zur Geburt eine gelbe Ente als Kuscheltier bekommen, die fast so groß ist wie Melanie selbst. Die großen Augen der Ente gucken unter einem großen blauen Regenhut hervor.
Wie könnte die Ente heißen?

Felix

Felix ist vier Jahre alt und liebt seinen Teddybären über alles. Er kommt mit in den Kindergarten, zum Einkaufen und auf den Spielplatz. Der Teddybär ist hellbraun und hat große schwarze Knopfaugen. Er trägt eine grüne Latzhose und darunter ein gelbes Hemd.
Wie könnte der Teddybär heißen?

„Die Liebe ist ein seltsames Spiel"

TRAININGSBEREICHE	*Musik, Entspannung* *Assoziieren* *Worte finden*
MATERIAL	*CD mit dem Lied „Die Liebe ist ein seltsames Spiel" von Connie Francis* *(Alternativ ist das Lied über das Internet abspielbar.)* *Flipchart, Tafel oder Zettel*
ZEIT	*ca. 10 Minuten*
VORBEREITUNG	*CD-Player mit CD bzw. andere Musikquelle bereitstellen*

Durchführung

Das Lied wird gemeinsam angehört. Regen Sie anschließend ein Gespräch darüber an, warum die Liebe und das Spielen immer miteinander verglichen werden. Auf Flipchart, Tafel oder Zettel wird zusammengetragen, was Liebe und Spiel gemeinsam haben.

Lösungsbeispiele

- Es gibt Gewinner und Verlierer.
- Spaß
- Geselligkeit
- Beides verbindet.
- Man ist nie zu alt dafür.
- Zufall/Schicksal spielt eine Rolle.

Variante ohne Material

Statt den Schlager vorzuspielen, lesen Sie folgendes Gedicht vor:

Liebe oder Spiel?

Die Liebe, sie gibt den Menschen so viel.
Manchmal erscheint sie mir wie ein Spiel.
Wegen der Liebe, die frisch verflossen,
wurde schon manche Träne vergossen.
Einer, der ist einer jeden Frau Schwarm,
eine, die hält sich jeden Mann warm,
mancher, der schaut zu andern herab,
manch einer kriegt wohl niemanden ab.
Ja, mit der Liebe, da ist es oft schwer.
Das mit der Liebe ist nicht immer fair.
Egal, ob du jung bist oder schon alt:
Öffne dein Herz! Und mach es nicht kalt.
Lass liebe Menschen zu dir herein:
Am Ende wirst du Gewinner dann sein.

Außenseiter finden

TRAININGSBEREICHE	*Konzentrieren* *Wissen* *Urteilen* *Struktur und Zusammenhang*
MATERIAL	*Farbkopien der Arbeitsblätter und Stifte*
ZEIT	*ca. 7 Minuten*
VORBEREITUNG	*Arbeitsblätter für jeden Teilnehmenden kopieren*

Durchführung

Verteilen Sie die Arbeitsblätter und bitten Sie die Teilnehmenden, den Außenseiter zu finden. Welches Bild passt nicht in die Reihe und warum?
Bitte beachten Sie, dass es mehrere Lösungen geben kann.

Lösungsbeispiele

1. Die Mühlesteine sind als einzige flach.
2. Mühle ist das einzige Spiel, auf dem keine Spielfiguren abgebildet sind.
3. Kreuzdame ist die einzige schwarze Karte.

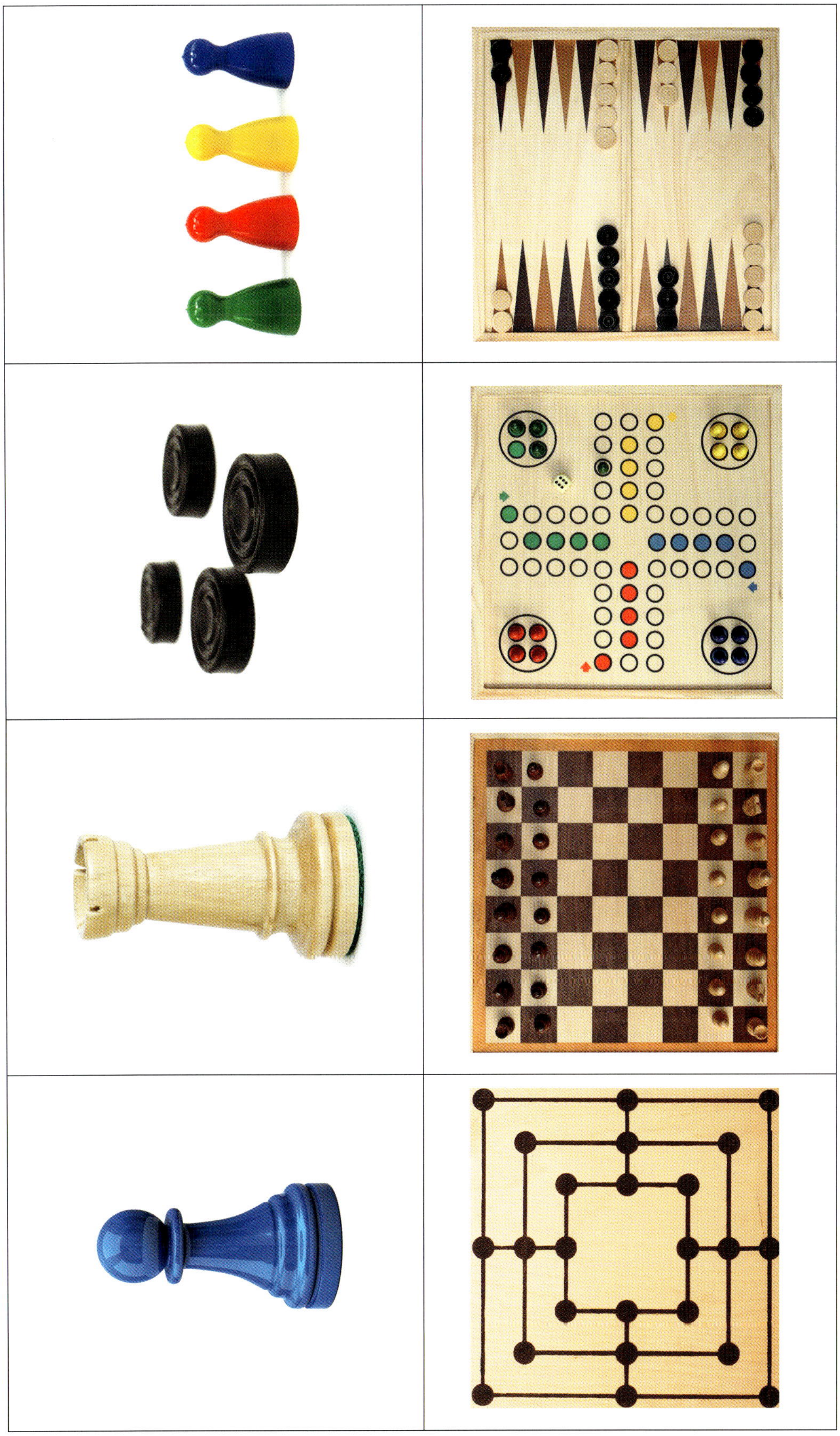

1

2

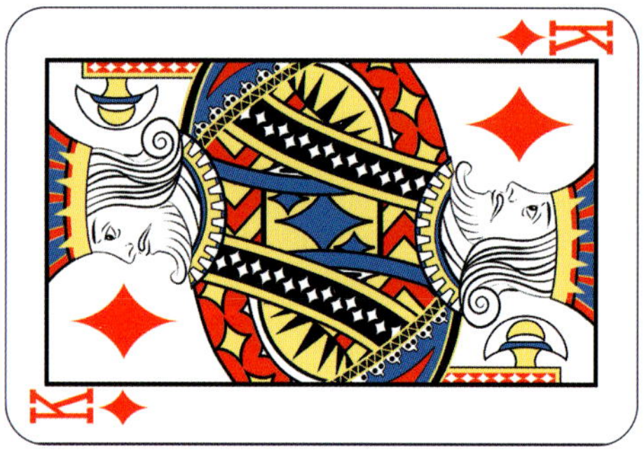

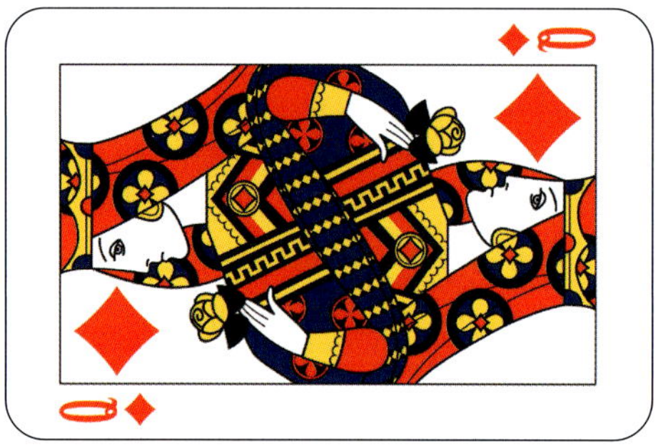

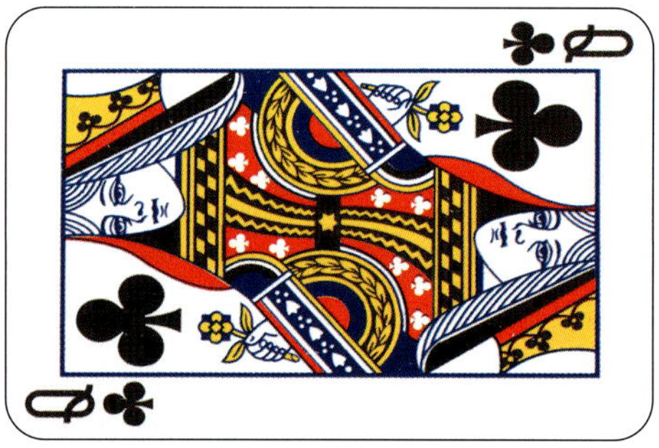

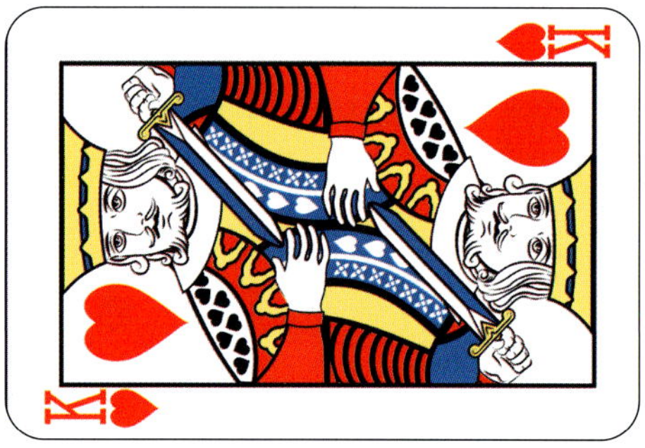

3

Leichte Variante

Durchführung

Die Gruppe diskutiert die Bilder auf dem Arbeitsblatt und versucht gemeinsam, die Außenseiter zu finden. Stellen Sie bei Bedarf Fragen, die das Lösen der Aufgaben erleichtern.

Beispiele für Fragen

1. Reihe: Welche Formen haben die Spielfiguren?
2. Reihe: Welches ist das einzige Spiel, auf dem keine Spielfiguren abgebildet sind?
3. Reihe: Welche Farben haben die Spielkarten?

Welches Bild passt nicht in die Reihe?

Anzahl der Spielsteine schätzen

TRAININGSBEREICHE	*Urteilen* *Wissen* *Konzentrieren*
MATERIAL	*Glas* *Spielsteine*
ZEIT	*ca. 3 Minuten*
VORBEREITUNG	*Füllen Sie eine abgezählte Anzahl Spielsteine in ein Glas.*

Durchführung

Bitten Sie die Teilnehmenden, die Menge der Spielsteine im Glas zu schätzen.

Alternative ohne Material

Halten Sie das folgende Bild von den Spielsteinen kurz hoch und drehen Sie es dann um.
Bitten Sie die Teilnehmenden zu schätzen, wie viele Spielsteine auf dem Bild zu sehen sind

(Lösung: 24)

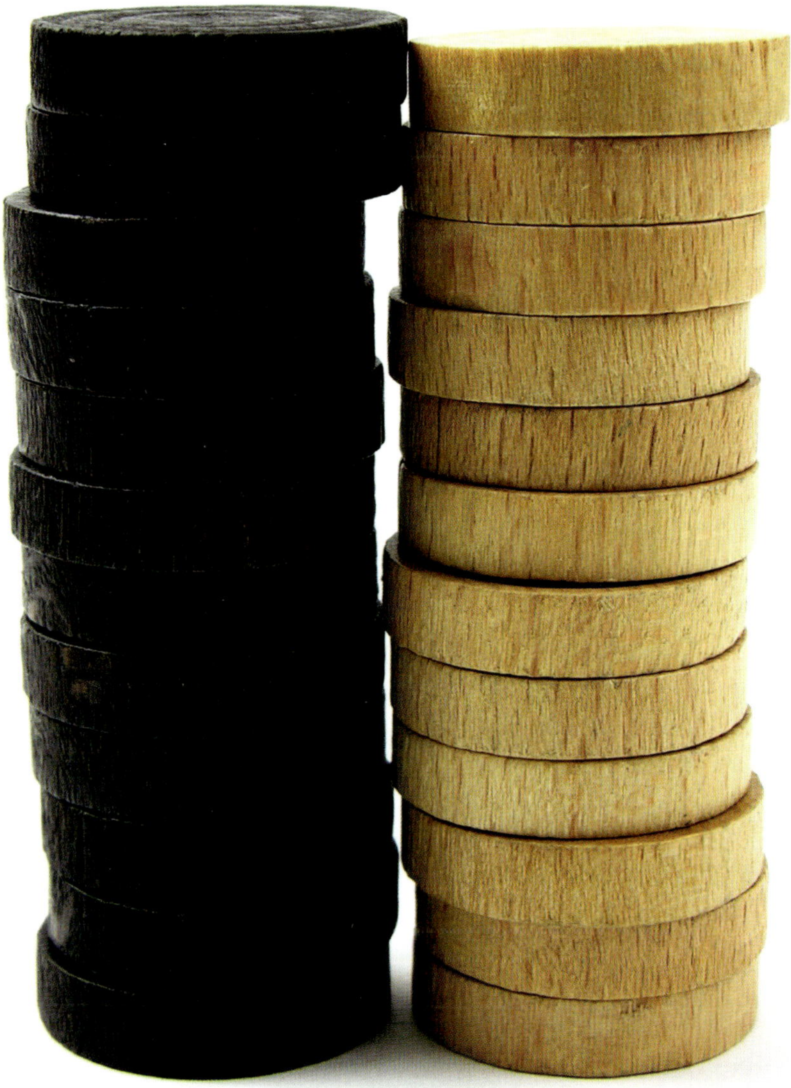

Abzählreime erinnern

TRAININGSBEREICHE	*In Worte fassen* *Wissen*
MATERIAL	*keins*
ZEIT	*ca. 8 Minuten*
VORBEREITUNG	*keine*

Durchführung

Um bei Spielen festzulegen, wer anfängt oder wer in welcher Gruppe ist, wurden früher und werden heute gern Abzählreime verwendet. Fragen Sie nach Abzählreimen, die die Teilnehmenden noch aus ihrer eigenen Kindheit kennen.

Beispiele

Ene mene miste,
es rappelt in der Kiste.
Ene mene meck,
und du bist weg.

Ich und du,
Müllers Kuh,
Müllers Esel,
der bist du.

Eins, zwei, drei, vier, fünf, sechs, sieben,
eine alte Frau kocht Rüben,
eine alte Frau kocht Speck,
und du bist weg.

Henriette,
gold’ne Kette,
gold’ner Schuh,
und raus bist du.

Eins, zwei, drei, vier, Eckstein,
alles muss versteckt sein,
hinter mir, da gilt es nicht,
eins, zwei, drei – jetzt komme ich!

Eene, meene, muh
und raus bist du.
Raus bist du noch lange nicht,
sag mir erst, wie alt du bist.

Ilsebilse,
keiner will se,
kam der Koch
und nam se doch.

Eins, zwei, drei, vier, fünf,
strick mir ein paar Strümpf,
nicht zu groß und nicht zu klein,
sonst musst du der Haschmann sein.

Bewegung und Sprache verknüpfen

TRAININGSBEREICHE	*Bewegung* *Worte finden* *Konzentrieren*
MATERIAL	*keins*
ZEIT	*ca. 3 Minuten*
VORBEREITUNG	*keine*

Durchführung

Mit körperlich fitten Teilnehmenden kann diese Übung im Stehen durchgeführt werden. Sie eignet sich aber auch zur Durchführung im Sitzen. Bei der Kombination von Bewegung und Sprache ist die Koordination der Teilnehmenden gefragt.

Bewegungen

Spielen → Mit beiden Händen auf die Oberschenkel klatschen.
macht → In die Hände klatschen.
schlau! → Mit beiden Händen an die Stirn tippen.

Der Satz „Spielen macht schlau!“ wird immer wieder laut gesprochen, und dabei werden die vorgeschlagenen Bewegungen ausgeführt. Wenn die Teilnehmenden sich die Kombination aus Wort und Bewegung gemerkt haben, wird die Satzstellung geändert:

Macht Spielen schlau?
Schlau macht spielen!

Die verschiedenen Sätze werden nacheinander gesprochen und die richtigen Bewegungen dazu ausgeführt. Die Schnelligkeit kann gesteigert werden.

Vokale ergänzen

TRAININGSBEREICHE	*Worte finden* *Konzentrieren*
MATERIAL	*Flipchart, Tafel oder Zettel*
ZEIT	*ca. 10 Minuten*
VORBEREITUNG	*keine*

Durchführung

Die folgenden Wörter zum Thema „Spiele“ werden ohne Vokale auf Flipchart, Tafel oder Zettel geschrieben. Die Teilnehmenden ergänzen die Vokale und erraten so die gesuchten Wörter.

Je nach Bedarf und Geübtheit der Teilnehmenden können Sie kleine Hinweise geben.

V_RST_CK_N → Verstecken

T__Z__H_N → Tauziehen

R__B_R _ND G_ND_RM → Räuber und Gendarm

S_CKH_PF_N → Sackhüpfen

H_MM_L _ND H_LL_ → Himmel und Hölle

G_MM_TW_ST → Gummitwist

S__LSPR_NG_N → Seilspringen

M_RM_LSP__L_N → Murmelspielen

___RL__F → Eierlauf

R__F_NTR__B_N → Reifentreiben

H_L_-H__P → Hula-Hoop

Spiele-Quiz

TRAININGSBEREICHE	*Wissen* *Urteilen* *Konzentrieren*
MATERIAL	*keins*
ZEIT	*ca. 4 Minuten*
VORBEREITUNG	*keine*

Durchführung

Lesen Sie die folgenden Fragen und die entsprechenden Antwortmöglichkeiten vor. Die Teilnehmenden sollen die richtige Lösung erraten. Wenn sie die Antwort nicht wissen, können Sie betonen, dass Raten erwünscht ist.

1. Wie setzt man beim Schach seinen Gegner „schachmatt"?
a) Man wirft alle Bauern aus dem Spiel.
b) Man greift den König des Gegners unabwendbar an. **(Lösung)**
c) Man zieht dem Gegener das Spielbrett weg.

2. Mit wie vielen Karten wird Skat gespielt?
a) 6 Karten
b) 12 Karten
c) 32 Karten **(Lösung)**

3. Wie viele Spieler können bei Halma maximal mitspielen?
   a) 6 **(Lösung)**
   b) 10
   c) 12

4. Wann wurde das Spiel „Mensch ärgere dich nicht“ erstmals in Serie produziert?
   a) 1934
   b) 1914 **(Lösung)**
   c) 1908

5. Von welchem Wort stammt das Wort „Murmel“ ab?
   a) Marmor **(Lösung)**
   b) Murmeltier
   c) Murksen

Schwere Variante

Durchführung

Es werden nur die Fragen ohne die vorgegebenen Antwortmöglichkeiten vorgelesen.
Erst wenn die Teilnehmenden nicht von allein auf die Lösung kommen, werden auch die Antwortmöglichkeiten vorgelesen.

Murmel-Handmassage

TRAININGSBEREICHE	*Entspannung* *Musik*
MATERIAL	*Murmeln* *entspannende Musik*
ZEIT	*ca. 5 Minuten*
VORBEREITUNG	*keine*

Durchführung

Jeder Teilnehmende bekommt eine Murmel. Am besten eignen sich etwas größere Murmeln. Schalten Sie entspannende Musik ein.
Die Teilnehmenden bewegen die Murmel zwischen den Handflächen.
Auf ein Signal von Ihnen hin wird die Murmel auf den Tisch gelegt und mit der rechten oder der linken Handfläche auf dem Tisch bewegt.
Während der Übung wird nach Möglichkeit nicht gesprochen.

Bitte achten Sie darauf, dass die Murmeln nicht in den Mund genommen werden.

Statt Murmeln können Sie auch Kastanien oder Walnüsse verwenden.

Spielutensilien: Pärchen finden

TRAININGSBEREICHE

Struktur und Zusammenhang
Wissen
Konzentrieren

MATERIAL

ein oder mehrere Beutel
Spielutensilien (jeweils zwei gleiche), z. B.: Spielfiguren, Mühlesteine, Würfel, Spielkarten, Schachfiguren, Memo-Karten, Dominosteine, Kreisel, Murmeln

ZEIT

ca. 5 Minuten

VORBEREITUNG

Die Spielutensilien werden in den/die Beutel gefüllt.

Durchführung

Der/die Beutel werden herumgereicht, und jeder Teilnehmende versucht, durch Tasten darin ein „Pärchen“ zu finden: Ohne zu schauen, wird nur die Hand in den Beutel gesteckt.

Die Schwierigkeit kann variiert werden durch eine größere oder kleinere Anzahl von Gegenständen pro Beutel.

Teilnehmende, denen die Aufgabe trotzdem schwerfällt, dürfen in den Beutel schauen.

SÜSSE LEBENSFREUDE

Egal, ob schokoladenverschmierte Kindergesichter oder schallendes Gelächter beim Kaffeeklatsch: Süßes Gebäck, Naschwerk und zuckerhaltige Leckereien stehen für Wohlstand und Wohlgefühl. Kein Wunder also, dass das Zuckerwerk oft mit positiven Erinnerungen verknüpft ist. Welchen Kuchen hat Ihre Oma immer gebacken?

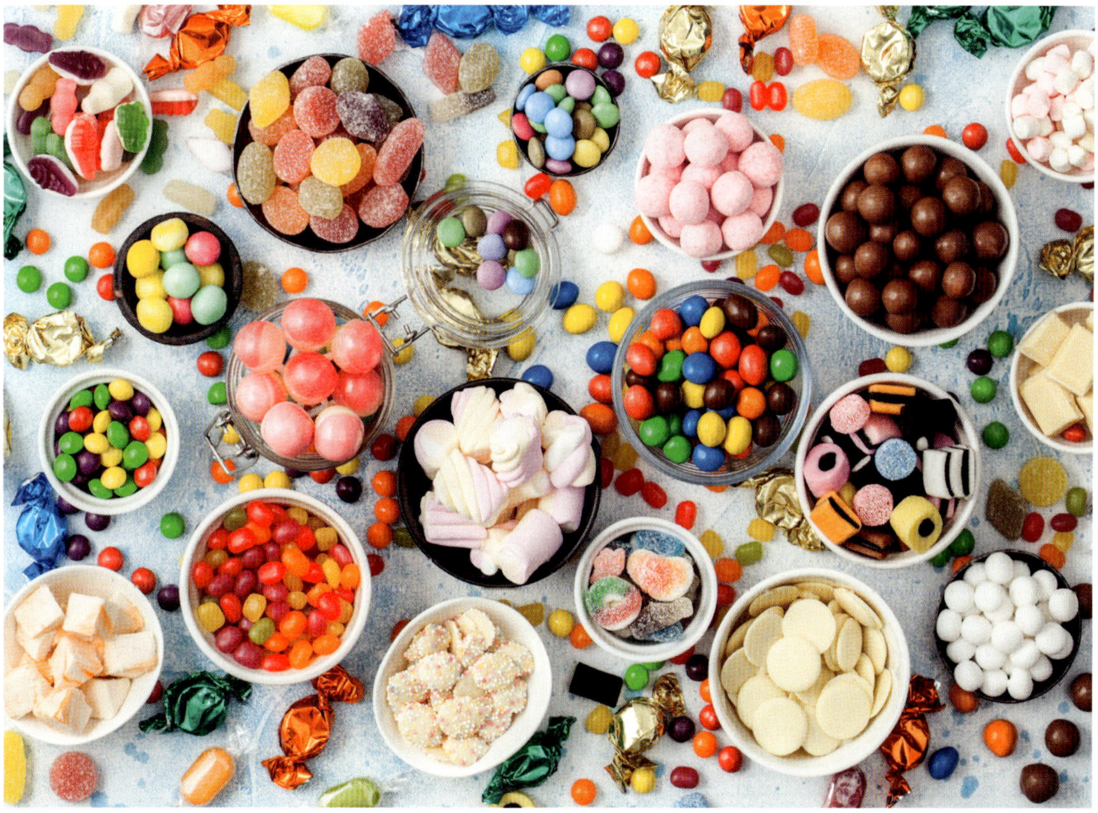

Süßigkeiten und biografische Anknüpfungspunkte

TRAININGSBEREICHE	*Mit allen Sinnen* *Assoziieren* *In Worte fassen* *Worte finden*
MATERIAL	*verschiedene Süßigkeiten*
ZEIT	*ca. 15 bis 20 Minuten*
VORBEREITUNG	*Die Bildkarten kopieren und ausschneiden.* *Für den mehrfachen Gebrauch evtl. laminieren.*

Bitte klären Sie vorab, ob die Teilnehmenden Süßigkeiten essen dürfen.

Durchführung

Die Süßigkeiten werden in die Mitte des Tischs gelegt. Entstehende Gespräche können durch gezielte Fragestellungen oder das Vorlesen der Anekdote weiter angeregt werden.

Beispiele für Fragen:

- Essen Sie gerne Süßes?
- Welche Süßigkeiten haben Sie als Kind gerne gegessen?
- Wo oder zu welchen Anlässen gab es diese Süßigkeiten?
- Wissen Sie noch, was bestimmte Süßigkeiten früher gekostet haben?
- Haben Sie eine Lieblingsschokoladensorte und/oder -marke?
- Haben Sie einen Lieblingskuchen/eine Lieblingstorte?
- Mögen Sie süße Getränke?
  Wenn ja: Welche?
- Haben Sie schon mal selbst Sirup gekocht?
  Wenn ja: Welchen?

Anekdote

Diese Anekdote kann vorgelesen werden, um bei den Teilnehmenden Erinnerungen zu wecken:

Wir hatten in unserem Garten mindestens zwanzig Johannisbeersträucher. Am liebsten haben wir die Johannisbeeren frisch vom Strauch und mit viel Zucker bestreut gegessen. Meine Mutter hat auch Sirup daraus gekocht. Wir Kinder haben dabei geholfen, die Johannisbeeren mit einer Gabel von den Stängeln zu lösen. Das war viel Arbeit. Für das Ergebnis hat es sich aber gelohnt. Ich habe den Johannisbeersirup geliebt!

Variante ohne Material

Durchführung

Die Teilnehmenden betrachten die folgenden Bilder anstelle der Süßigkeiten. Stellen Sie auch hier Fragen, um ein Gespräch in Gang zu bringen.

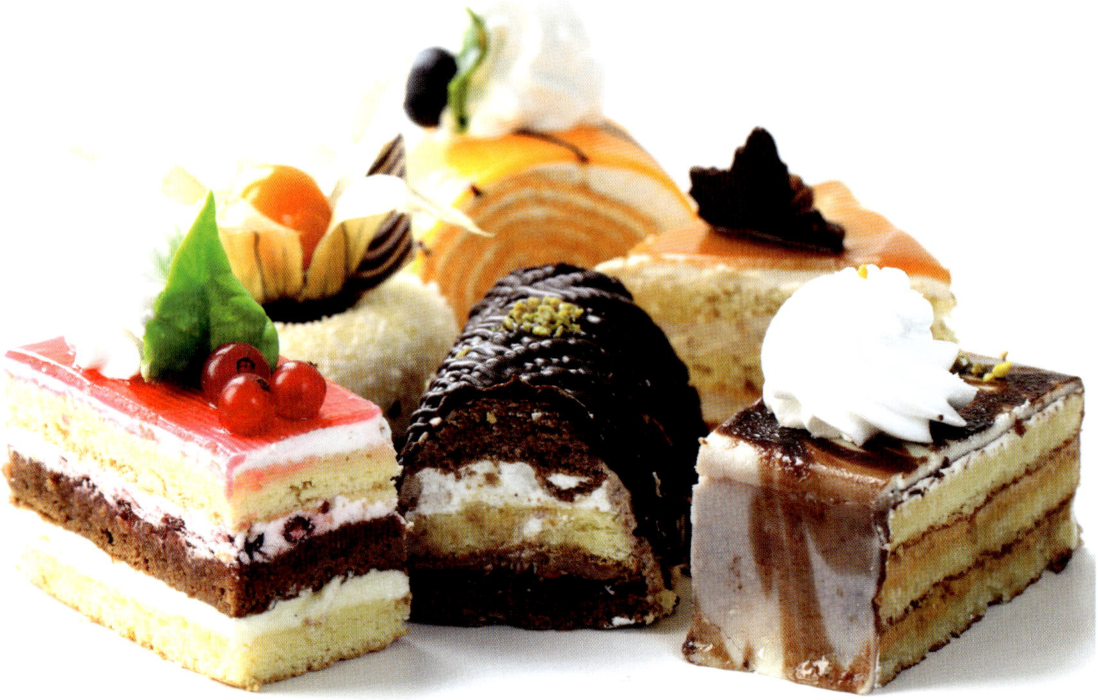

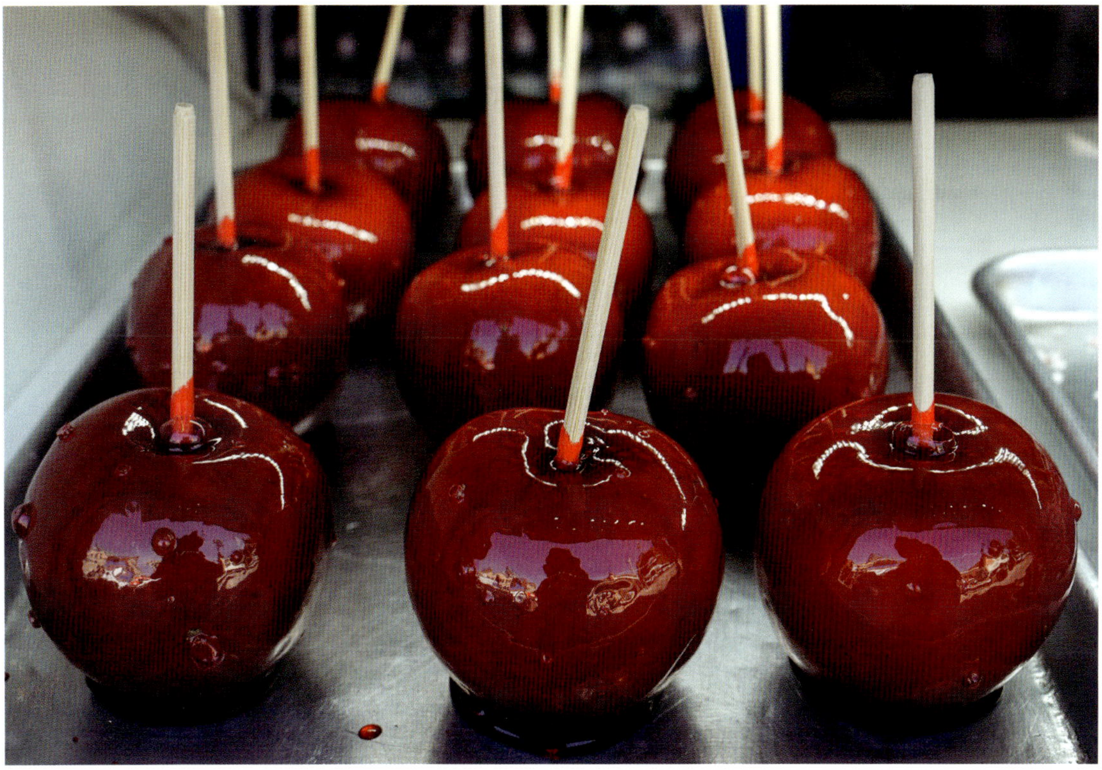

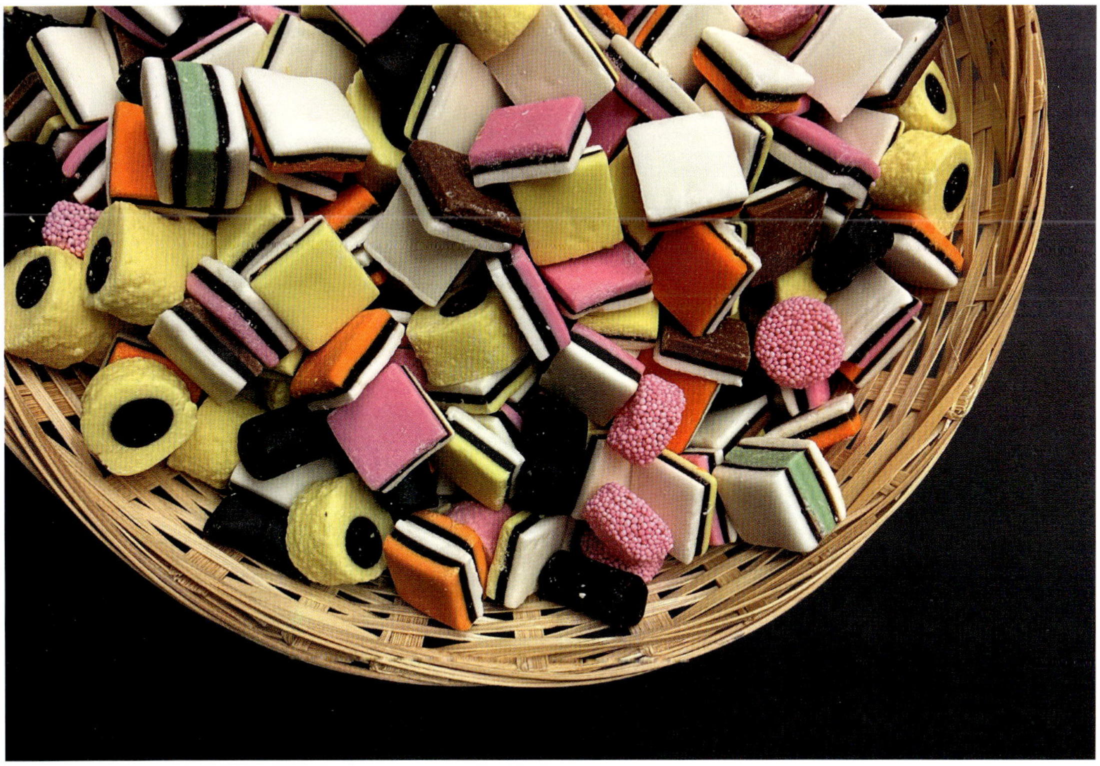

„Backe, backe Kuchen“

TRAININGSBEREICHE	*Musik* *Entspannung* *Wissen*
MATERIAL	*keins*
ZEIT	*ca. 3 Minuten*
VORBEREITUNG	*keine*

Durchführung

Fragen Sie in die Runde, ob sich die Teilnehmenden an den Text von „Backe, backe Kuchen“ erinnern. Der Text wird gemeinsam aufgesagt und gesungen. Auf Wunsch kann das Lied ein zweites Mal gesungen werden, damit auch alle wieder „textsicher“ sind.

Backe, backe Kuchen,
der Bäcker hat gerufen.
Wer will guten Kuchen backen,
der muss haben sieben Sachen,
Eier und Schmalz,
Zucker und Salz,
Milch und Mehl,
Safran macht den Kuchen gehl!

Schieb, schieb in den Ofen rein.
Der Kuchen wird bald fertig sein!

Bezugswort gesucht

TRAININGSBEREICHE — *Assoziieren*, *Worte finden*, *Wissen*

MATERIAL — *keins*

ZEIT — *ca. 3 Minuten*

VORBEREITUNG — *keine*

Durchführung

Lesen Sie die folgenden Stichwörter vor.
Die Teilnehmenden versuchen, ein passendes Bezugswort zu finden.

Stichwörter	Lösung
• Italien, Sorten, kalt, Becher	→ **Eis**
• Azteken, flüssig, Milch, Pulver	→ **Kakao**
• Füllung, Schokolade, klein, Geschenk	→ **Pralinen**
• Geburtstag, Sahne, Verzierung, Kaffeetafel	→ **Torte**
• Schwarz, Schnecke, Pastillen, Süßholz	→ **Lakritz**
• Stiel, bunt, hart, Kinder	→ **Lutscher**
• Rübe, Rohr, Würfel, Dose	→ **Zucker**
• Zucker, schmelzen, Bräunung, Kuhbonbon	→ **Karamell**
• Eischnee, weich, leicht, Marshmallow	→ **Mausespeck**
• Tafel, Kakao, fest, Pralinen	→ **Schokolade**

Überschriften finden

TRAININGSBEREICHE	*Mit Fantasie* *Worte finden* *Assoziieren* *In Worte fassen*
MATERIAL	*Bildkarten* *Flipchart, Tafel oder Zettel*
ZEIT	*ca. 6 Minuten*
VORBEREITUNG	*Die Bildkarten kopieren und ausschneiden.* *Für den mehrfachen Gebrauch evtl. laminieren.*

Durchführung

Schreiben Sie folgende Überschriften auf Flipchart, Tafel oder Zettel. Die Bildkarten werden auf dem Tisch verteilt. Anschließend zieht jeder Teilnehmende eine Bildkarte, und alle entscheiden gemeinsam, welche Überschrift am besten zu dem Bild passt.

Überschriften

- In der Weihnachtsbäckerei
- Schokoladenvergnügen
- Eis schmeckt ein Leben lang.
- Die leckerste Schnecke der Welt
- Der Meister macht Dessert.
- Plauschen bei Kaffee und Kuchen
- Ein Apfel ist gesünder.

Mittelschwere und schwere Variante

Durchführung

Schreiben Sie keine Überschriften auf. Die Teilnehmenden ziehen jeweils eine Bildkarte und denken sich selbstständig eine passende Überschrift aus.

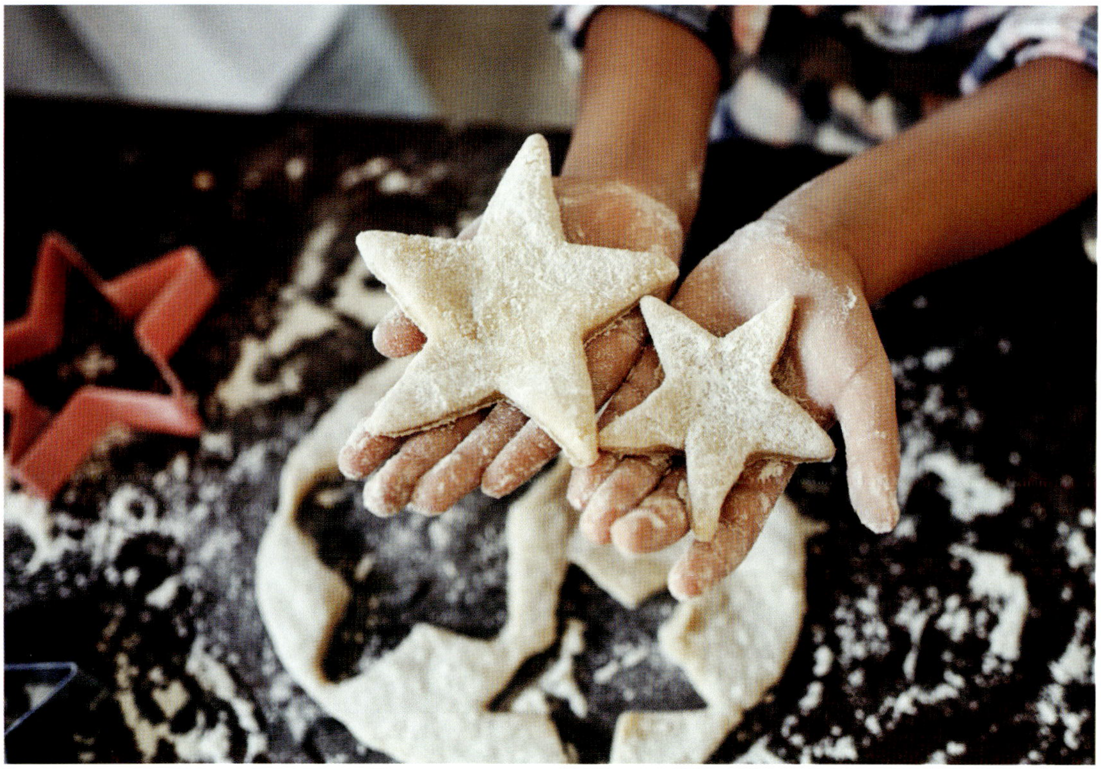

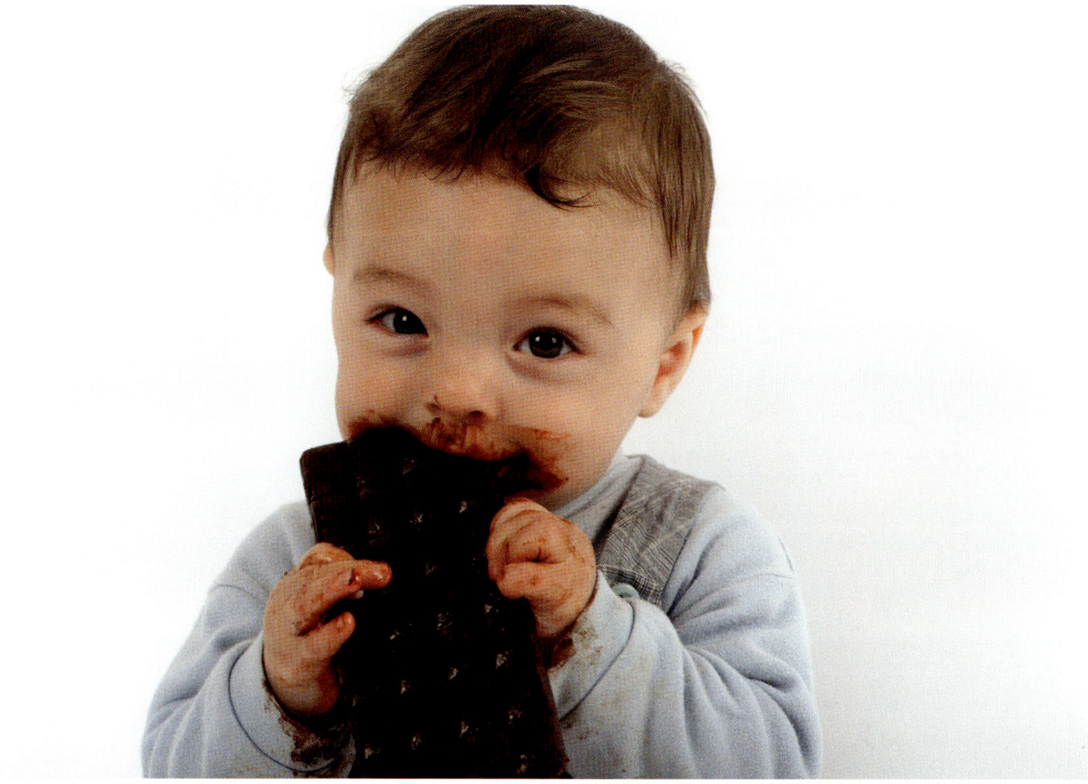

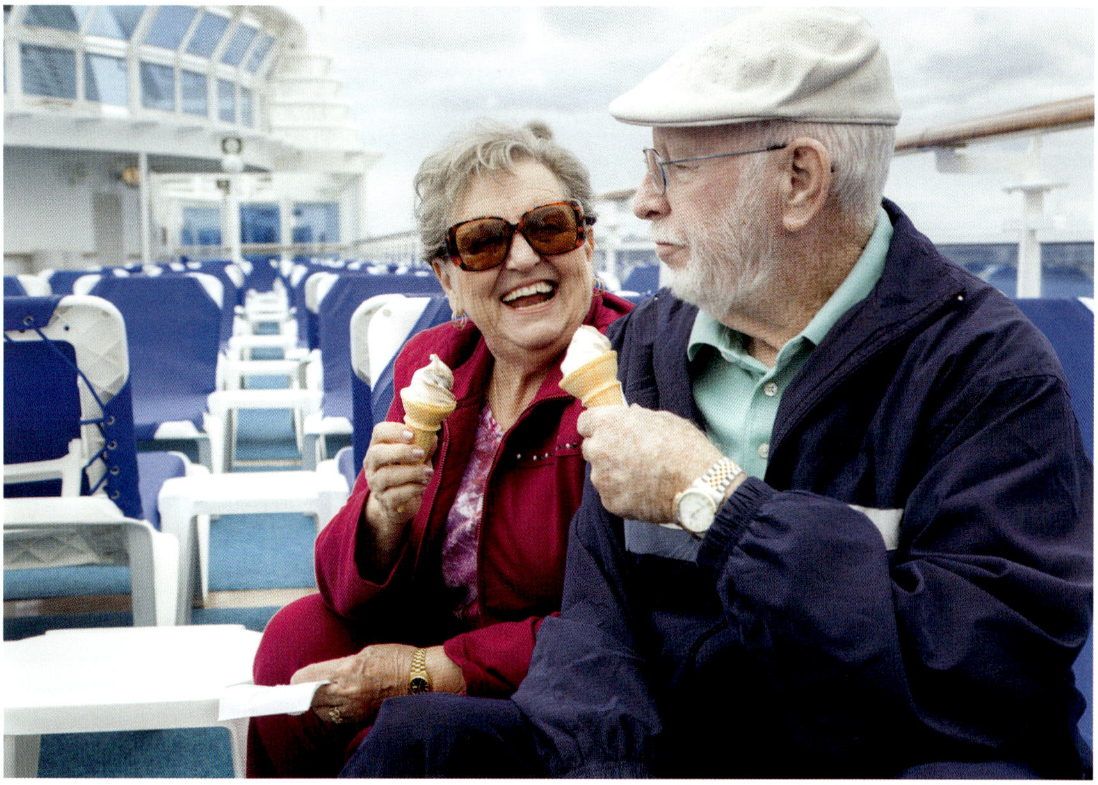

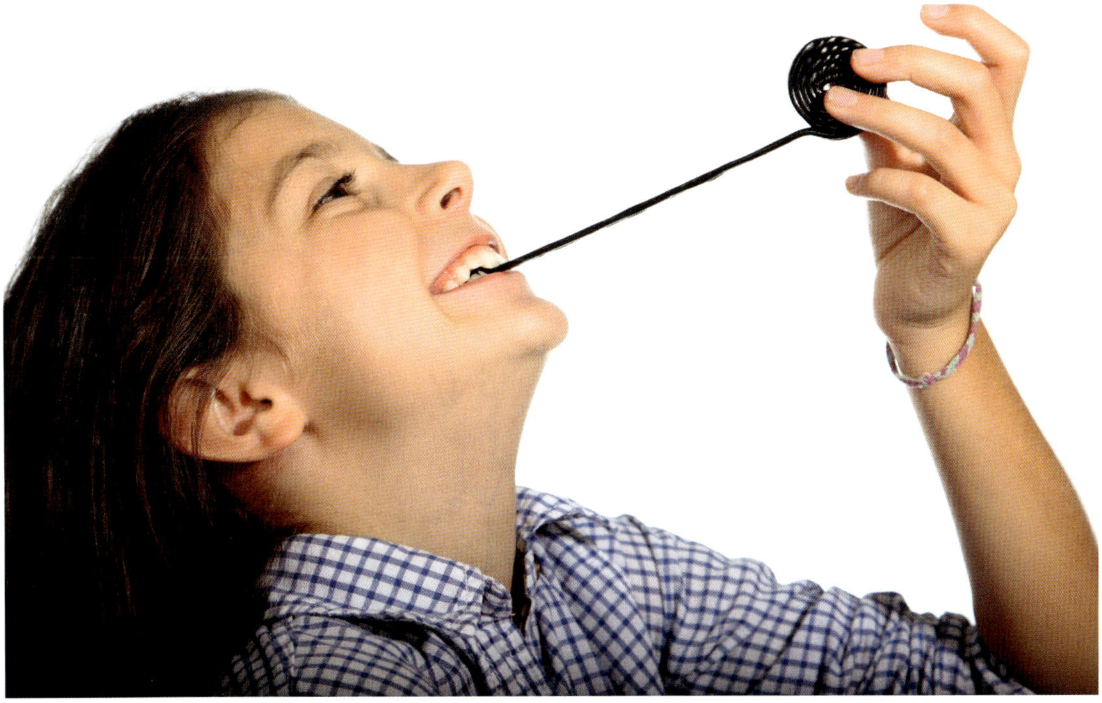

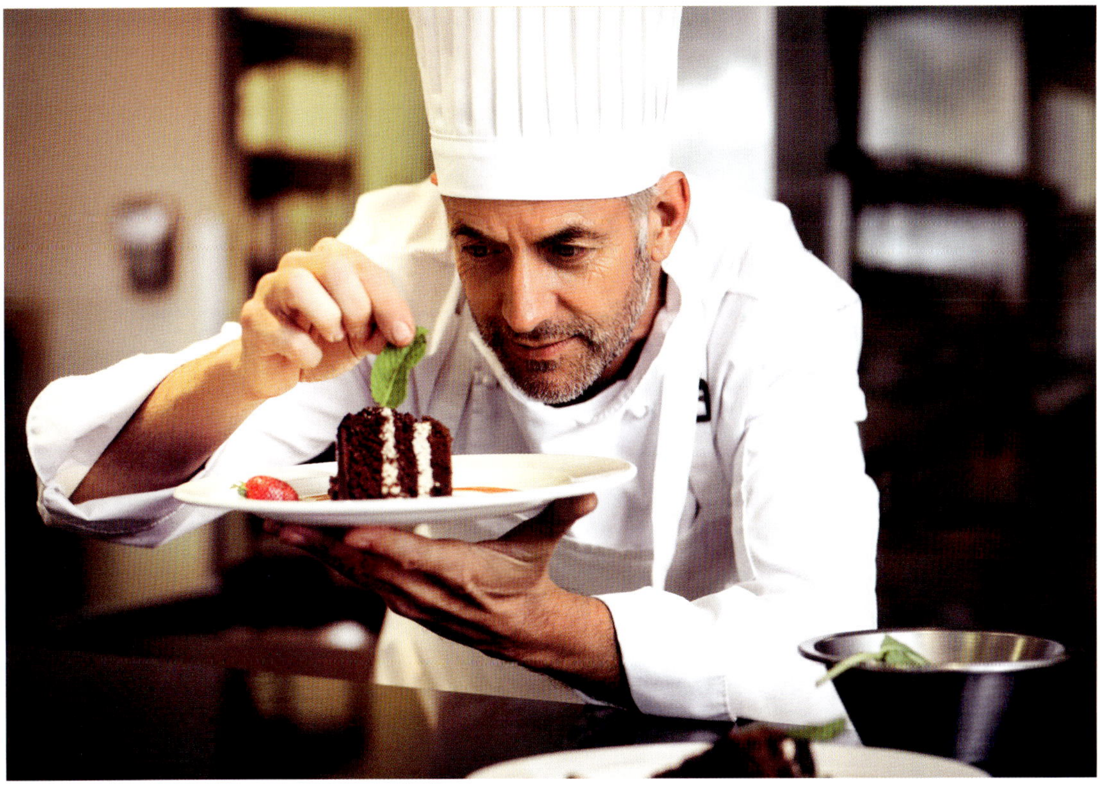

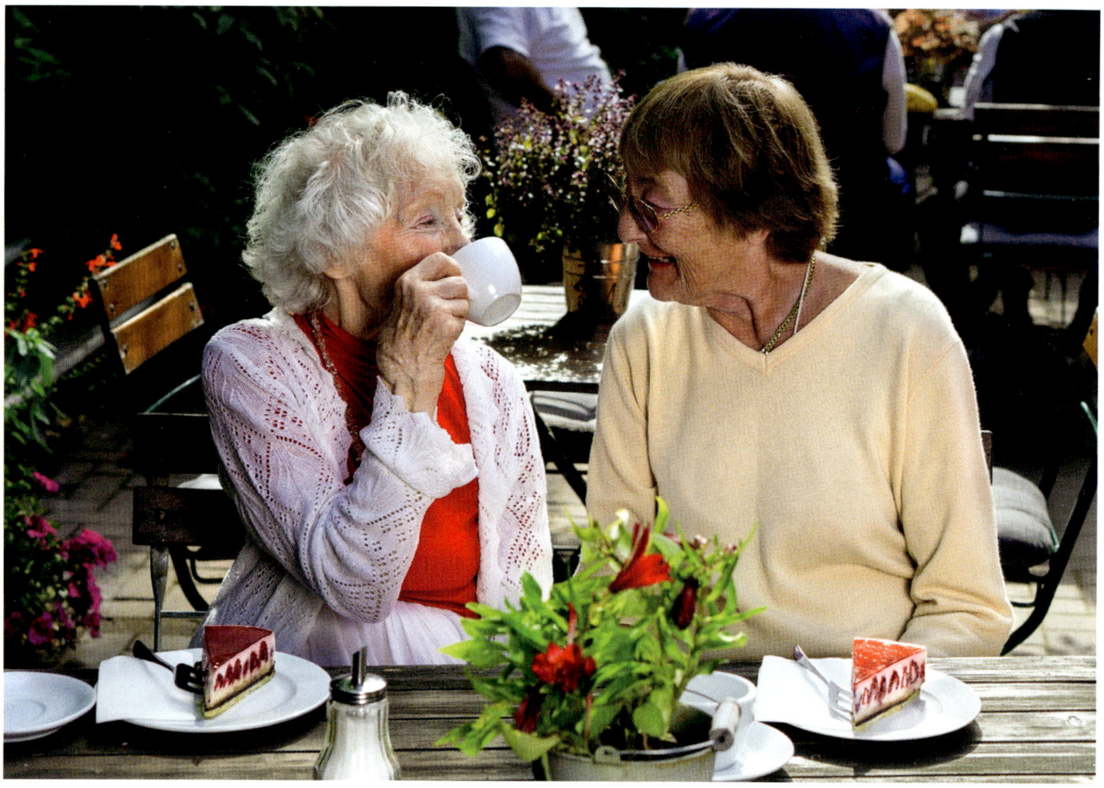

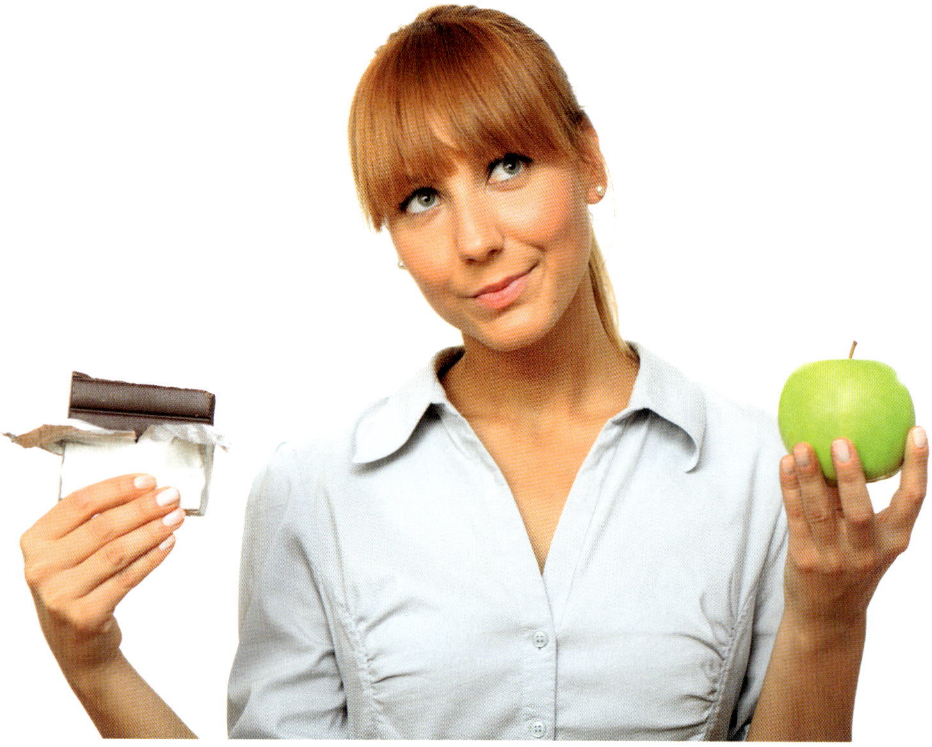

Gewicht schätzen

TRAININGSBEREICHE	*Urteilen* *Wissen* *Konzentrieren*
MATERIAL	*Küchenwaage* *verschiedene Süßigkeiten*
ZEIT	*ca. 5 Minuten*
VORBEREITUNG	*Küchenwaage und Süßigkeiten bereitstellen*

Durchführung

Stellen Sie eine Auswahl verpackter Süßigkeiten bereit. Jeder Teilnehmende bekommt zwei verschiedene Süßigkeiten und soll schätzen, welche mehr wiegt.
Die anderen Teilnehmenden dürfen gerne mitraten!
Ob die Schätzung korrekt ist, wird anschließend mit einer Küchenwaage kontrolliert.

Es sollte vorher abgeklärt werden, ob die Teilnehmenden Süßigkeiten essen dürfen

Gegenteile in Sätze fassen

TRAININGSBEREICHE	*In Worte fassen* *Worte finden* *Wissen* *Entspannung*
MATERIAL	*keins*
ZEIT	*ca. 3 Minuten*
VORBEREITUNG	*keine*

Durchführung

Lesen Sie von den folgenden Sätzen den ersten vor und stellen Sie die dazugehörige Frage. Die Teilnehmenden nennen die Lösung in einem ganzen Satz. Danach ist die nächste Frage an der Reihe.

1. Der Kakao ist heiß. Und wie ist Eis?
2. Zartbitterschokolade ist dunkel. Und wie ist weiße Schokolade?
3. Bonbons sind bunt. Und wie ist Lakritz?
4. Schaumküsse sind weich. Und wie sind Lutscher?
5. Zuckerstangen sind lang. Und wie sind Bonbons?
6. Schokolinsen sind rund. Und wie sind Nappos?
7. Brausepulver ist locker. Und wie sind Brausebonbons?
8. Liebesperlen sind klein. Und wie sind Riesenkaramellen?
9. Puffreis ist rau. Und wie sind Veilchenpastillen?
10. Tritop ist nass. Und wie ist Mausespeck?
11. Brausestäbchen sind dünn. Und wie sind Schaumküsse?

Lösung

1. Eis ist kalt.
2. Weiße Schokolade ist hell.
3. Lakritz ist schwarz.
4. Lutscher sind hart.
5. Bonbons sind kurz.
6. Nappos sind eckig.
7. Brausebonbons sind fest.
8. Riesenkaramellen sind groß.
9. Veilchenpastillen sind glatt.
10. Mausespeck ist trocken.
11. Schaumküsse sind dick.

Schwere Variante

Durchführung

Lesen Sie jeweils nur den Aussagesatz ohne die Frage vor (z.B.: „Der Kakao ist heiß."). Die Teilnehmenden denken sich dazu selbst eine Frage aus über eine Süßigkeit, die eine gegenteilige Eigenschaft hat. Dazu formulieren sie auch selbst die Lösung in einem vollständigen Satz.

Buchstabieren

TRAININGSBEREICHE	*Konzentrieren* *Wissen*
MATERIAL	*keins*
ZEIT	*ca. 1 Minute pro Person*
VORBEREITUNG	*keine*

Durchführung

Nennen Sie jedem Teilnehmenden reihum eines der folgenden Wörter. Die oder der Teilnehmende versucht, das Wort zu buchstabieren.

1. Pflaumenkuchen
2. Apfelstrudel
3. Nussecken
4. Donauwelle
5. Streuseltaler
6. Lakritze
7. Marzipandecke
8. Quark-Öl-Teig
9. Sahnesteif
10. Tortenplatte

Schwere Variante

Durchführung

Nennen Sie jedem Teilnehmenden reihum eines der Wörter. Der jeweilige Teilnehmende versucht, das Wort vorwärts zu buchstabieren.

Leichte Variante

MATERIAL	*Buchstabenkarten*
VORBEREITUNG	*Die Buchstabenkarten werden mehrfach kopiert und ausgeschnitten.*

Durchführung

Jeder Teilnehmende bekommt Buchstabenkarten passend zu einem der Wörter. Nennen Sie das Wort, und der Teilnehmende versucht, es aus den Buchstabenkarten zusammenzusetzen.

A	B	C	D	E
F	G	H	I	J
K	L	M	N	O

P	Q	R	S	T
U	V	W	X	Y
Z	Ä	Ö	Ü	ß

Süßigkeiten-Memospiel

TRAININGSBEREICHE	*Merken* *Konzentrieren*
MATERIAL	*verschiedene verpackte Süßigkeiten (jeweils in doppelter Ausführung)* *Pappbecher in derselben Anzahl*
ZEIT	*ca. 15 Minuten*
VORBEREITUNG	*Klären Sie vorab, ob die Teilnehmenden Süßigkeiten essen dürfen.*

Durchführung

Jede Süßigkeit wird unter einem Pappbecher versteckt. Die Pappbecher werden gemischt und auf dem Tisch verteilt.
Ein Teilnehmender hebt zwei Pappbecher hoch. Wenn darunter dieselben Süßigkeiten sind, darf er die Süßigkeiten behalten und die beiden leeren Becher beiseitestellen.
Andernfalls werden die Pappbecher wieder darübergestülpt. Dann ist der Nächste an der Reihe.

Größere Gruppen werden bei diesem Spiel in Kleingruppen unterteilt und an verschiedenen Tischen platziert.

Wie viele „Süßigkeitenpaare“ gesucht werden müssen, richtet sich nach der Zusammensetzung der Gruppe. Der Schwierigkeitsgrad steigt, je mehr Pappbecher auf dem Tisch stehen.

Leichte Variante

Durchführung

Ein Teilnehmender hebt zwei Pappbecher hoch. Wenn dieselben Süßigkeiten darunter sind, darf er sie behalten und die Becher beiseite stellen. Sonst wird eine Süßigkeit wieder verdeckt, die andere bleibt offen liegen.
Der Nächste in der Runde hebt nur einen weiteren Becher auf der Suche nach einem Paar.

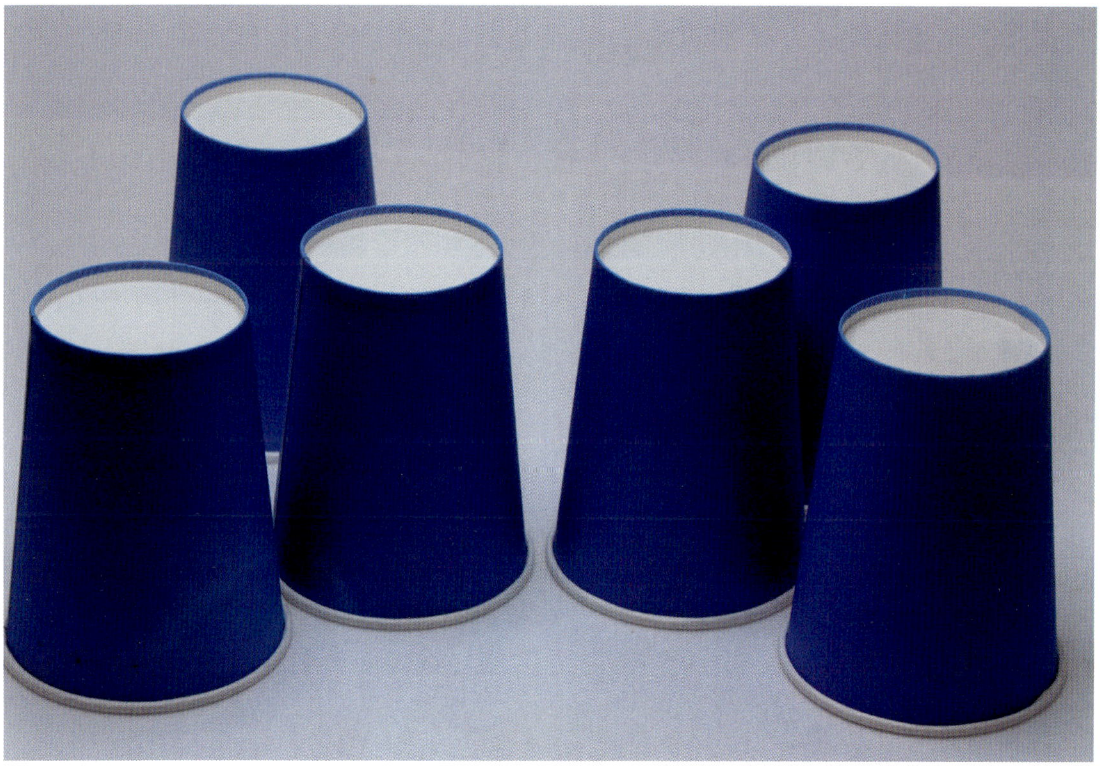

„Ich will keine Schokolade“

TRAININGSBEREICHE	*Bewegung* *Musik* *Entspannung*
MATERIAL	*CD mit dem Lied „Ich will keine Schokolade“ von Trude Herr. (Alternativ ist das Lied über das Internet abspielbar.)*
ZEIT	*ca. 5 Minuten*
VORBEREITUNG	*CD-Player bzw. andere Musikquelle bereitstellen*

Durchführung

Das lustige, schwungvolle Lied von Trude Herr wird gemeinsam angehört, und die Teilnehmenden untermalen es mit den angegebenen Bewegungen:

Erste Strophe
Im Takt in die Hände klatschen.

Zweite Strophe
Im Takt mit den flachen Händen auf den Tisch klopfen.

Dritte Strophe
Im Takt auf die Oberschenkel klatschen.

Vierte Strophe
Im Takt mit den flachen Händen auf den Tisch klopfen.

Fünfte Strophe
Im Takt mit den Füßen auf den Boden tippen.

Sechste Strophe
Im Takt mit den flachen Händen auf den Tisch klopfen.

Variante ohne Material

Lesen Sie das folgende Bewegungsgedicht Zeile für Zeile vor. Nach jeder Zeile macht die Gruppe gemeinsam die angegebenen Bewegungen. Es lohnt sich, das Bewegungsgedicht mehrfach zu wiederholen, bis die Bewegungen flüssig nach jeder Textzeile durchgeführt werden können.

Schokolade mag ich sehr

Schokolade mag ich sehr!
(Die Arme um sich selbst schlingen.)

Ess ich sie, will ich noch mehr.
(Fiktive Schokolade zu sich heranwinken.)

Ob mit Milchcreme oder Nuss:
(Mit den Schultern zucken.)

Es ist immer ein Genuss.
(Fingerspitzen einer Hand zusammenführen und küssen.)

Wo kommt das Gebäck her?

TRAININGSBEREICHE	*Struktur und Zusammenhang* *Wissen* *Konzentrieren*
MATERIAL	*Wortkarten*
ZEIT	*ca. 5 Minuten*
VORBEREITUNG	*Die Karten kopieren und ausschneiden. Für den mehrfachen Gebrauch evtl. laminieren.*

Durchführung

Die Karten werden gemischt und offen auf dem Tisch verteilt. Die Teilnehmenden versuchen, jeweils zwei Karten zu finden, die zusammengehören.

Lösung

- Frankfurter – Kranz
- Schwarzwälder – Kirschtorte
- Russischer – Zupfkuchen
- Belgische – Waffeln
- Aachener – Printen
- Dresdner – Stollen
- Rheinische – Appeltaart
- Berliner – Pfannkuchen
- Lübecker – Marzipantorte

Frankfurter	Kranz
Schwarzwälder	Kirschtorte
Russischer	Zupfkuchen
Belgische	Waffeln
Aachener	Printen
Dresdner	Stollen
Rheinische	Appeltaart
Berliner	Pfannkuchen
Lübecker	Marzipantorte

Schwere Variante

Durchführung

Für diese Variante werden keine Wortkarten benötigt. Lesen Sie lediglich nacheinander die Namen der Regionen vor, und die Teilnehmenden versuchen zu erraten, welches Gebäck aus der jeweiligen Region kommt.

Witze: Beim Kaffeetrinken

TRAININGSBEREICH	*Entspannung*
MATERIAL	*keins*
ZEIT	*ca. 1 Minute*
VORBEREITUNG	*keine*

Durchführung

Lesen Sie zum Einstieg die folgenden Witze vor:

Else ist bei ihrer Freundin Rita zum Kaffeetrinken eingeladen. „Soll ich die Schwarzwälder Kirschtorte in 16 oder in 8 Stücke teilen?", fragt Rita. Else überlegt eine Weile und antwortet: „Lieber in 8 Stücke, ich mache Diät und möchte heute nur ein Stück essen!"

Die schwangere Melanie sitzt mit ihrem Mann in einem Kaffee. Als der Kellner kommt, sagt sie: „Ich bekomme ein Stück Nusskuchen!" Ihr Mann schaut sie entgeistert an und sagt: „Ich dachte, es wird ein Junge!"

Nun wird in die Runde gefragt, wer einen weiteren schönen Witz kennt. Lassen Sie die Teilnehmenden erzählen …

Zusammengesetzte Wörter finden

TRAININGSBEREICHE	*Worte finden* *Konzentrieren* *Struktur und Zusammenhang*
MATERIAL	*Bild- und Wortkarten*
ZEIT	*ca. 6 Minuten*
VORBEREITUNG	*Bild- und Wortkarten kopieren und ausschneiden. Nach Möglichkeit für den mehrfachen Gebrauch laminieren.*

Durchführung

Mischen Sie die Karten und verteilen Sie sie auf einem Tisch. Die Teilnehmenden ordnen die Bilder den passenden Wortbausteinen zu, sodass daraus jeweils ein neues, zusammengesetztes Wort entsteht.

Lösungen

- Katzen-Zungen
- Ess-Papier
- Brause-Pulver
- Mäuse-Speck
- Kalter Hund
- Schleck-Muscheln
- Trauben-Zucker
- Liebes-Perlen
- Wein-Gummi
- Lakritz-Schnecke
- Löffel-Bisquit
- Kau-Gummi

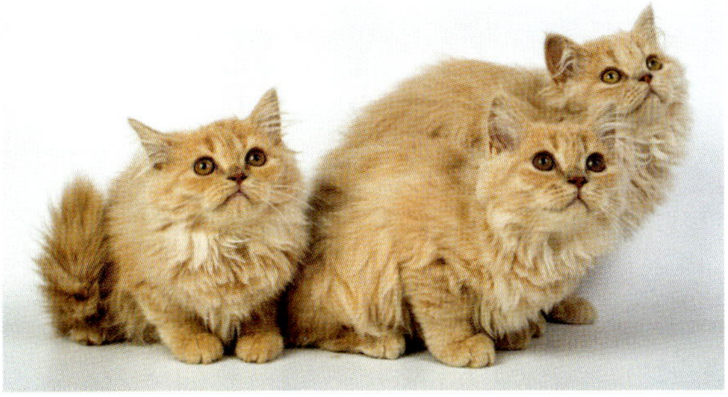	-Zungen
Ess-	
Brause-	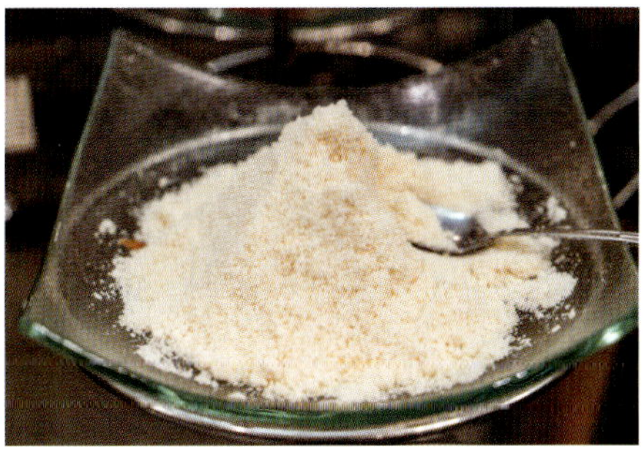
Mäuse-	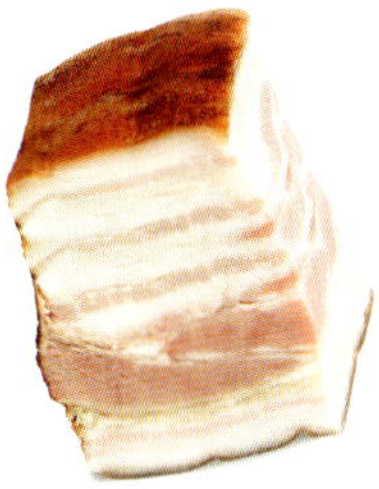

Kalter-	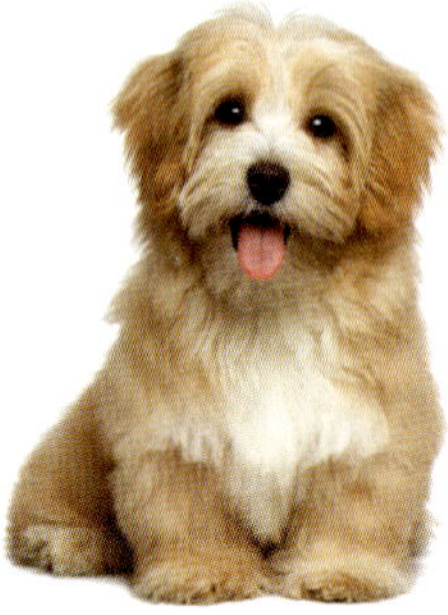
Schleck-	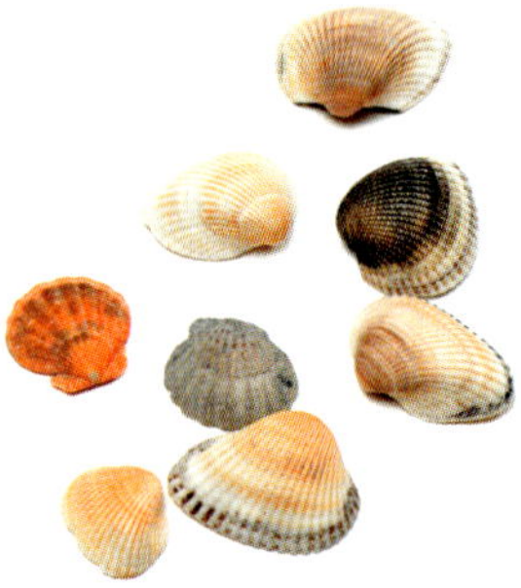
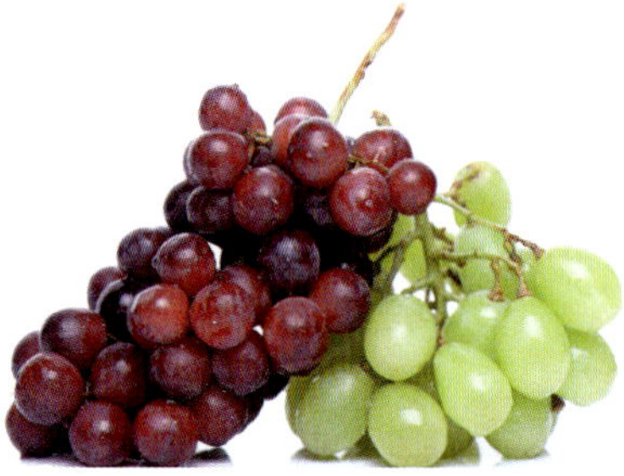	-Zucker
Liebes-	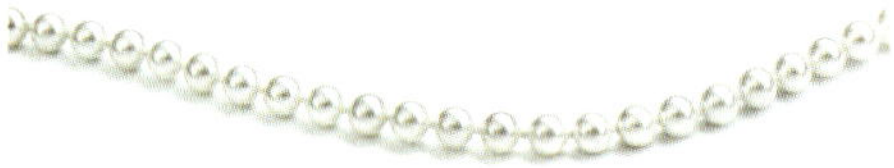

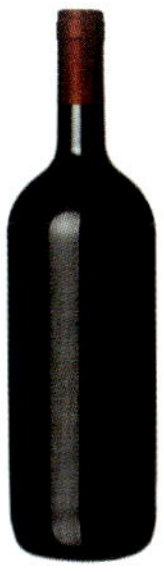	-Gummi
Lakritz-	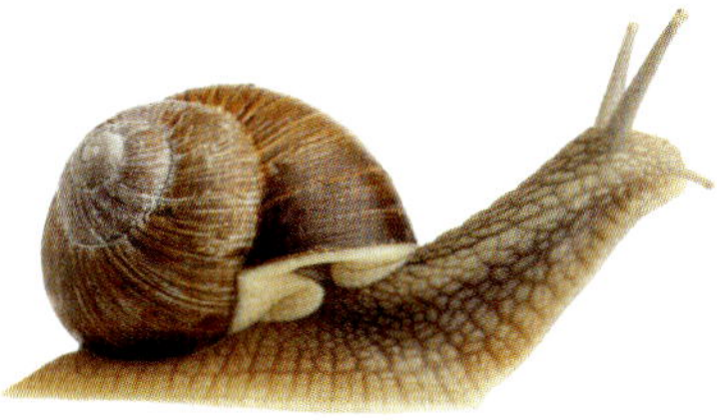
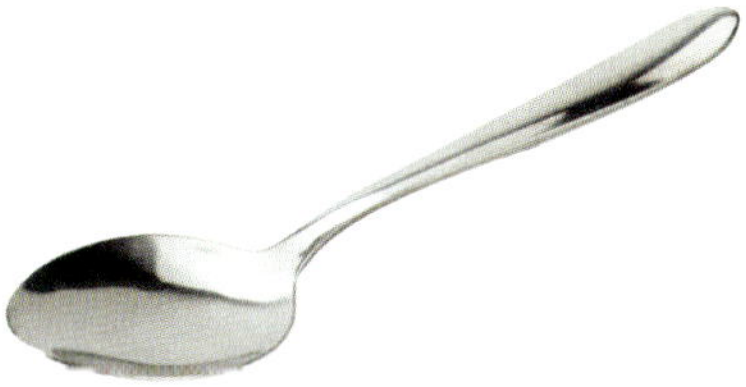	-Bisquit
Kau-	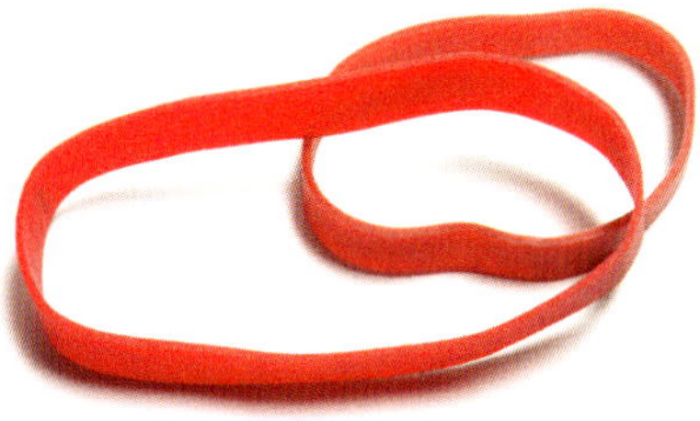

Quiz: Süßigkeiten

TRAININGSBEREICHE	*Wissen* *Urteilen* *Konzentrieren*
MATERIAL	*keins*
ZEIT	*ca. 4 Minuten*
VORBEREITUNG	*keine*

Durchführung

Lesen Sie die Fragen und ggf. die entsprechenden Antwortmöglichkeiten vor. Die Teilnehmenden raten die Antwort. Wenn sie sie nicht wissen, können Sie gerne noch einmal betonen, dass man einfach nur raten darf.

1. Seit wann gibt es „Tritop“?
   a) 1967 **(Lösung)**
   b) 1982
   c) 1953

2. Wer schwenkt die Fahne auf den Tütchen der bekannten „Ahoj“-Brause?
   a) ein grüner Kapitän
   b) ein blauer Matrose **(Lösung)**
   c) ein roter Pirat

3. Woraus besteht der Kern einer Liebesperle?
a) Stärke
b) Aromakügelchen
c) Zuckerkristall **(Lösung)**

4. Woraus bestehen die Katzenzungen, die man essen kann?
a) Mäusespeck
b) Weingummi
c) Schokolade **(Lösung)**

5. Wo wurde Eiskonfekt erfunden?
a) Deutschland **(Lösung)**
b) England
c) USA

Schwere Variante

Durchführung

Stellen Sie die Fragen ohne die vorgegebenen Antwortmöglichkeiten. Wenn die Teilnehmenden nicht selbstständig auf die Antworten kommen, lesen Sie die Antwortmöglichkeiten vor.

FRÜHLINGSGEFÜHLE

Liebe füllt das Herz mit Leichtigkeit und Wärme. Nicht nur in der Tierwelt wird geturtelt und gebalzt, auch Menschen knüpfen zarte Bande der Zuneigung. Aus manchem zarten Bande entwickelt sich tiefe Liebe. Wer erinnert sich nicht gerne an den ersten, vielleicht heimlich ausgetauschten Kuss?

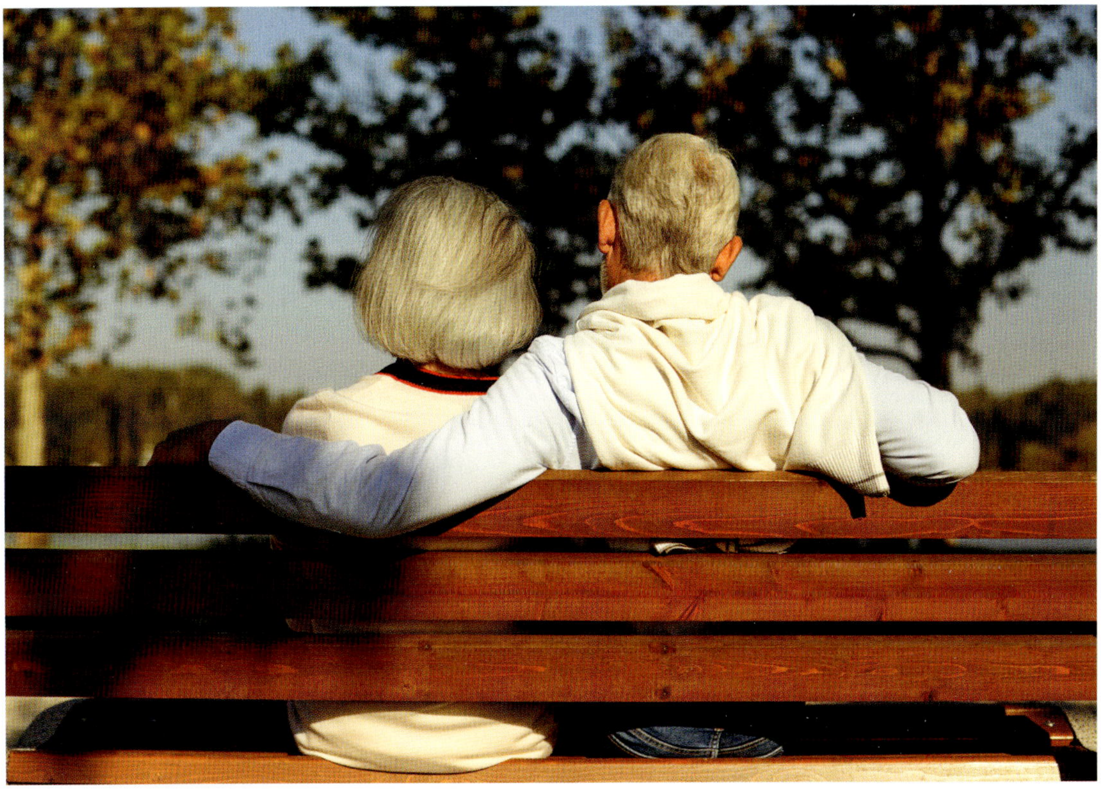

Liebe und biografische Anknüpfungspunkte

TRAININGSBEREICHE	*Mit allen Sinnen* *Assoziieren* *In Worte fassen* *Worte finden*
MATERIAL	*Materialien rund um die Liebe, z.B. Fotos/Bilder von Paaren, rote Rosen, Pralinen, ausgedruckte Liebesgedichte, ausgedruckte Liebeslieder, Herz (aus Holz, Plüsch, Porzellan etc.)*
ZEIT	*ca. 15 bis 20 Minuten*
VORBEREITUNG	*Bildkarten kopieren und ausschneiden. Nach Möglichkeit für den mehrfachen Gebrauch laminieren.*

Falls Sie Pralinen oder andere Süßigkeiten auf den Tisch legen, sollte vorher abgeklärt werden, ob die Teilnehmenden Süßigkeiten essen dürfen

Durchführung

Die Materialien rund um die Liebe werden in die Mitte des Tischs gelegt. Aufkeimende Gespräche können durch gezielte Fragestellungen oder durch das Vorlesen der Anekdote weiter angeregt werden.

Beispiele für Fragen

- Wann waren Sie das erste Mal verliebt?
- Durften Sie sich mit Ihrer ersten großen Liebe treffen?
- Haben Sie schon einmal ein Liebesgedicht geschrieben/bekommen?
- Haben Sie schon einmal einen Liebesbrief geschrieben/bekommen?
- Haben Sie geheiratet?
  Wenn ja:
  → Wo?
  → Was haben Sie getragen?
  → Wer war eingeladen?
  → Was gab es zu essen?
- Haben Sie von Ihrem Partner oder Ihrer Partnerin schon einmal rote Rosen geschenkt bekommen oder selbst rote Rosen verschenkt?

Anekdote

Diese Anekdote kann vorgelesen werden, um bei den Teilnehmenden Erinnerungen zu wecken.

Mein Mann hat damals ganz klassisch bei meinem Vater um meine Hand angehalten. Besonders gut verdient hat er damals nicht. Er musste meinem Vater genau vorrechnen, wie er mich mit seinem Gehalt versorgen wollte. Erst danach hat mein Vater sein Einverständnis zu unserer Hochzeit gegeben.

Variante ohne Material

Die Teilnehmenden betrachten die folgenden Bilder anstelle des Materials. Stellen Sie dazu Fragen und leiten Sie so eine Gesprächsrunde ein.

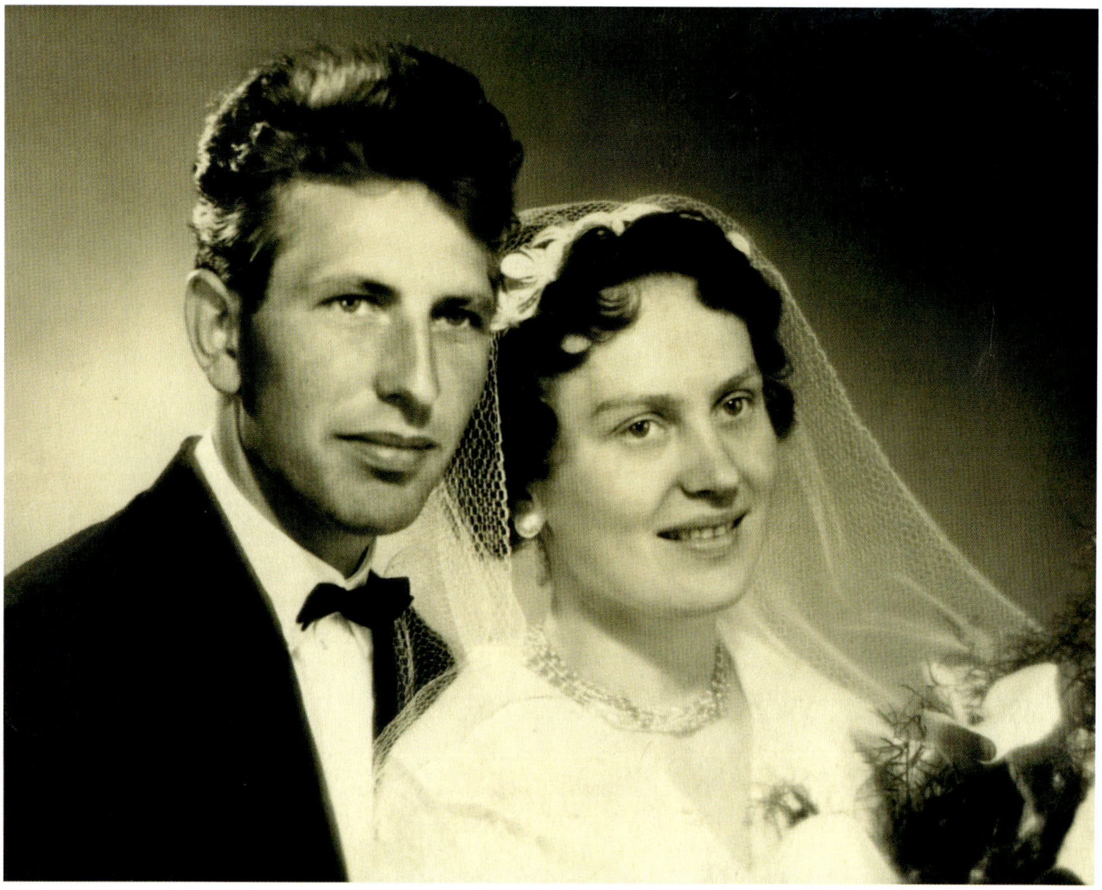

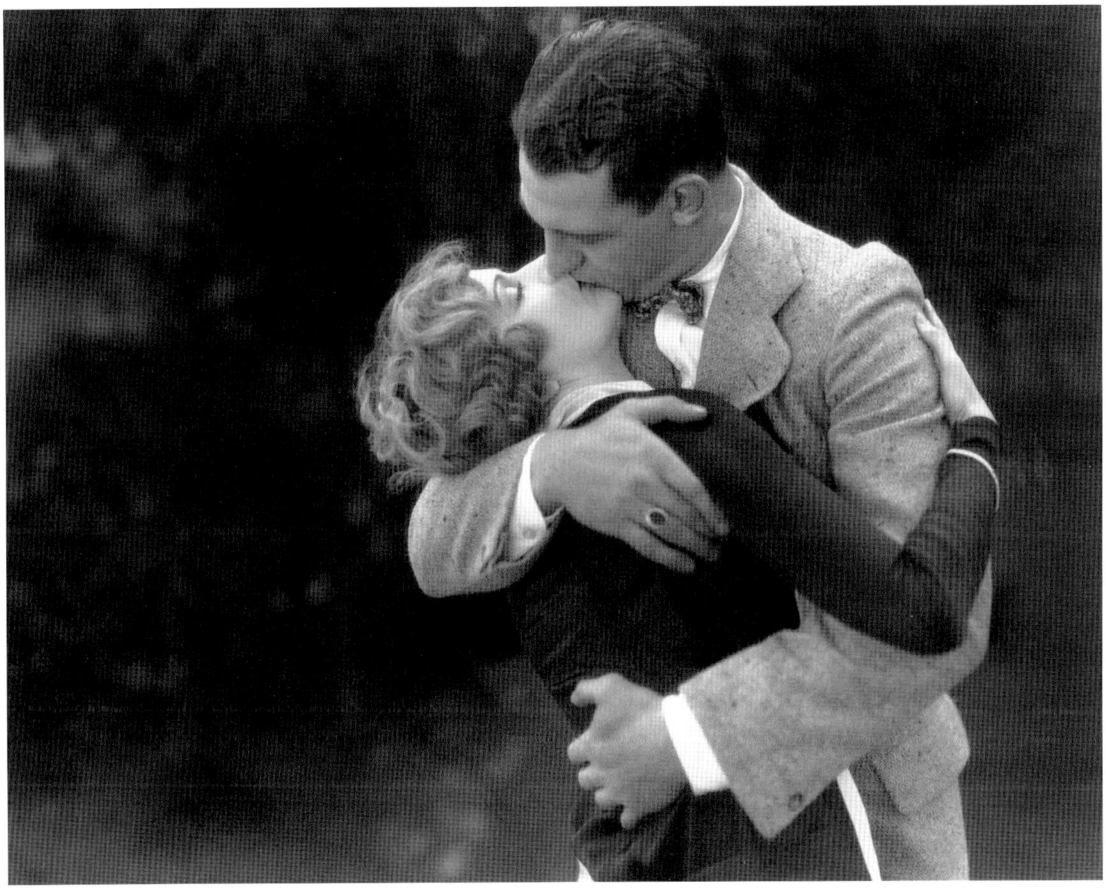

Komplimente vervollständigen

TRAININGSBEREICHE	*Mit Fantasie* *Worte finden* *Assoziieren* *In Worte fassen*
MATERIAL	*Kopien des Arbeitsblatts* *Stifte*
ZEIT	*ca. 8 Minuten*
VORBEREITUNG	*Arbeitsblatt in ausreichender Anzahl kopieren*

Durchführung

Verteilen Sie die Arbeitsblätter und bitten Sie die Teilnehmenden, die Aufgabe zu lösen.
Die Lösungen werden anschließend gemeinsam besprochen.

Emil möchte seiner neuen Freundin Emma gern Komplimente machen. Leider bleibt er immer mitten im Satz stecken.
Helfen Sie ihm, die Komplimente zu beenden:

- Deine braunen Augen sind so wunderschön wie

  ____.

- Mit deinen endlosen schlanken Beinen erinnerst du mich an

  ____.

- Dein Mund ist so süß wie

  ____.

- Deine kleinen Ohren sind so bezaubernd wie

  ____.

- Dein glänzendes Haar ist so

  ____.

- Deine zarten Hände wecken in mir

  ____.

- Deine Haut ist so weich wie

  ____.

- Deine liebliche Stimme ruft in mir das Gefühl wach,

  ____.

- Die kleine Nase in deinem Gesicht ist wie

  ____.

- Dein eleganter Tanz verführt mich zum

  ____.

Sammlung: Liebeslieder

TRAININGSBEREICHE	*Assoziieren* *Worte finden* *Wissen* *Musik*
MATERIAL	*Flipchart, Tafel oder Zettel* *Stift oder Kreide*
ZEIT	*ca. 5 Minuten*
VORBEREITUNG	*keine*

Durchführung

Die Teilnehmenden sammeln Titel von Liebesliedern. Wer möchte, darf die Lieder auch gern ansingen. Notieren Sie die Titel auf Flipchart, Tafel oder Zettel.
Sollten den Teilnehmenden sehr viele Titel einfallen, kann die Anzahl begrenzt werden. Falls den Teilnehmenden dagegen keine Titel einfallen, können Sie den Anfang einiger alter Liebeslieder summen. Die Gruppe versucht dann zu erraten, um welches Lied es sich handelt.
Hörproben solcher Lieder aus den 50er- und 60er-Jahren finden Sie im Internet.

Beispiele

- Cindy, oh Cindy
- Steig in das Traumboot der Liebe
- Ganz Paris träumt von der Liebe
- Du bist die Rose vom Wörthersee
- Ein Schiff wird kommen
- Lili Marleen
- Schau mich bitte nicht so an
- Rote Lippen soll man küssen

Leichte Variante

Sie können auch den Anfang von Liedtexten oder Refrains vorgeben, die die Teilnehmenden dann ergänzen können.

Beispiele

- Alle Mädchen ... wollen küssen.
- Azzurro, so ist der Himmel für Verliebte ... denn azzurro heißt blau.
- Bella, bella, Marie ... bleib mir treu, ich komm zurück morgen früh.
- Das ist die Liebe der Matrosen ... auf die Dauer, lieber Schatz, ist mein Herz kein Ankerplatz.
- Die Liebe ist ein seltsames Spiel ... sie kommt und geht von einem zum andern.
- Du bist alles für mich ... denn ich liebe nur dich, Michaela.
- Du bist alles, was ich habe auf der Welt ... du bist alles, was ich will.
- Eine neue Liebe ist wie ... ein neues Leben.
- Er gehört zu mir ... wie mein Name an der Tür.
- Ganz in Weiß, mit einem Blumenstrauß ... so siehst du in meinem schönsten Träumen aus.

Gemeinsames Singen: „Du, du liegst mir im Herzen“

TRAININGSBEREICHE	*Musik* *Entspannung*
MATERIAL	*auf Wunsch Liedzettel*
ZEIT	*ca. 4 Minuten*
VORBEREITUNG	*ggf. Kopieren des Liedtextes in ausreichender Anzahl*

Durchführung

Singen Sie gemeinsam das Volkslied:

„Du, du liegst mir im Herzen“.

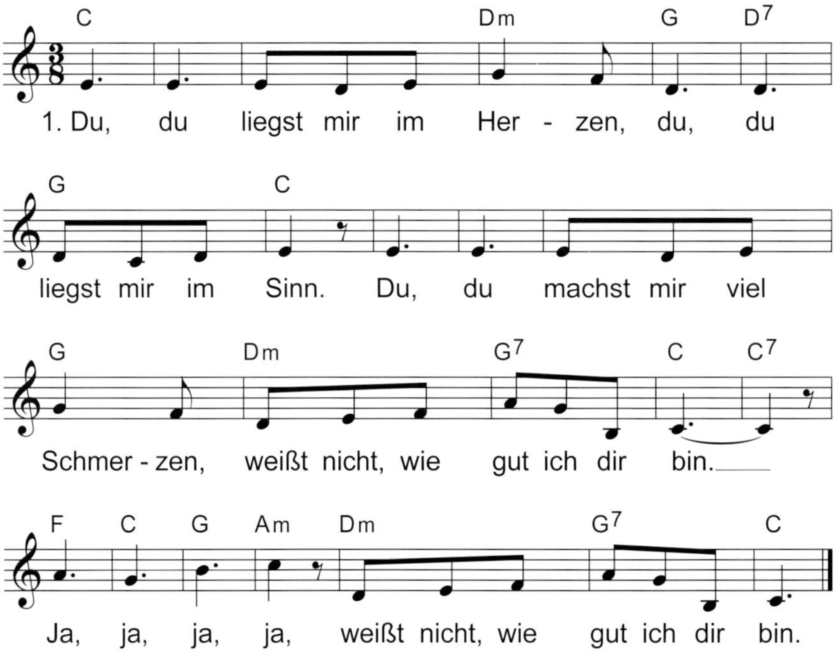

Du, du liegst mir im Herzen

Du, du liegst mir im Herzen,
du, du liegst mir im Sinn.
Du, du machst mir viel Schmerzen,
weißt nicht, wie gut ich dir bin.
Ja, ja, ja, ja, weißt nicht, wie gut ich dir bin.

So, so, wie ich dich liebe,
so, so liebe auch mich.
Die, die zärtlichsten Triebe
fühl ich allein nur für dich.
Zeile ergänzen:
Ja, ja, ja, ja, fühl ich allein nur für dich.

Doch, doch darf ich dir trauen,
dir, dir mit leichtem Sinn?
Du, du kannst auf mich bauen,
weißt ja, wie gut ich dir bin.
Ja, ja, ja, ja, weißt ja, wie gut ich dir bin.

Und, und, wenn in der Ferne
mir, mir dein Herz erscheint,
dann, dann wünsch ich so gerne,
dass uns die Liebe vereint.
Ja, ja, ja, ja, dass uns die Liebe vereint.

Sätze bilden: Frühlingsgefühle

TRAININGSBEREICHE	*In Worte fassen* *Worte finden* *Mit Fantasie*
MATERIAL	*Wortkarten*
ZEIT	*ca. 10 Minuten*
VORBEREITUNG	*Wortkarten kopieren und ausschneiden. Nach Möglichkeit für den mehrfachen Gebrauch laminieren.*

Durchführung

Die Karten werden verdeckt ausgelegt: Karten zum Thema „Frühlingsgefühle“ (linke Spalte) getrennt von den anderen.
Die Teilnehmenden ziehen reihum aus beiden Bereichen eine Karte. Sie lesen, was auf ihren Karten steht, und erfinden einen Satz, in dem beide Begriffe vorkommen.

Beispiele

- Karten: „umarmen“ und „Mülleimer“
  Er umarmte sie noch einmal, eilte hinaus und stolperte dabei über den Mülleimer.

- Karten: „küssen“ und „Lakritz“
  Er küsste sie zärtlich und bot ihr ein Lakritz an.

Leichte Variante

Durchführung

Jeder Teilnehmende zieht nur eine Karte zum Thema „Frühlingsgefühle“. Dann formuliert er einen Satz, in dem das Wort auf der Karte vorkommt.

Valentinstag	Blumenstrauß
Herzklopfen	Taube
Rendezvous	Sonntagsbraten
Kerzenschein	Teppichklopfer
schwärmen	Bild
umarmen	Buch
sehnsüchtig	Vase

Hochzeit	Mülleimer
küssen	Lakritz
Paar	Wolle
verliebt	Küchenrolle
rosarote Brille	Schere
umarmen	Buch
Händchen halten	Kugelschreiber
schmusen	Brief
Kompliment	Kleiderschrank

Bewegungswürfeln

TRAININGSBEREICHE	*Bewegung* *Konzentrieren* *Merken*
MATERIAL	*großer Würfel* *Flipchart, Tafel oder Zettel*
ZEIT	*ca. 10 Minuten*
VORBEREITUNG	*keine*

Durchführung

Jeder Augenzahl des Würfels wird eine symbolische Bewegung zugeordnet, die zum Thema „Frühlingsgefühle" passt. Erklären Sie die Bewegungen und notieren Sie sie gut sichtbar auf Flipchart, Tafel oder Zettel. Die Teilnehmenden würfeln der Reihe nach, und die jeweilige Bewegung wird gemeinsam durchgeführt.

Die Bewegungen

1 → Umarmung (die Arme um sich selbst schlingen)
2 → eine Kusshand zuwerfen
3 → die eigene Wange streicheln
4 → ein Herz in die Luft malen
5 → eine Blume in die Luft malen
6 → Joker (Wer eine 6 würfelt, darf sich eine beliebige Bewegung wünschen.)

Finde das Herz

TRAININGSBEREICH	*Konzentrieren*
MATERIAL	*Kopien des Arbeitsblatts* *Stift für jeden Teilnehmer*
ZEIT	*ca. 4 Minuten*
VORBEREITUNG	*Arbeitsblatt in ausreichender Anzahl kopieren*

Durchführung

Verteilen Sie Arbeitsblätter und Stifte und bitten Sie die Teilnehmenden, die Aufgabe zu lösen. Die Lösung wird anschließend gemeinsam besprochen. Die Aufgabe lautet: Finden Sie das „HERZ“?
Zwei Wörter enthalten das Wort „HERZ“. Welche sind es?

Leichte Variante

Durchführung

Schreiben Sie jedes Wort einzeln in Großbuchstaben auf Flipchart, Tafel oder Zettel. Die Teilnehmenden entscheiden gemeinsam, ob das Wort **HERZ** darin vorkommt oder nicht.

(**Lösung: HERZ**OG und SC**HERZ**KEKS)

Finden Sie das „HERZ“?
Zwei Wörter enthalten das Wort **HERZ**.
Welche sind es?

März, Becher, Druckerzeugnis, Nerz, Erzbistum, Steuerzahler, Äther, Kerze, Verzug, Kommerz, Überzug, Herzog, Späher, Verzehr, Erzähler, Verzicht, Seher, Erzeugnis, Dreher, Scherzkeks, Ascher, Winterzeit, Überzeugung, Hermes, Verzweiflung, Fischer, Schmerz, Therme, Kracher

Ehepaare: Namen erinnern

TRAININGSBEREICHE	*Merken* *Konzentrieren*
MATERIAL	*Arbeitsblatt*
ZEIT	*ca. 5 Minuten*
VORBEREITUNG	*Arbeitsblatt in ausreichender Anzahl kopieren*

Durchführung

Verteilen Sie die Arbeitsblätter mit den Namen von Ehepaaren. Bitten Sie die Teilnehmenden, sich die Namen innerhalb von zwei Minuten durchzulesen und gut einzuprägen. Anschließend werden die Zettel umgedreht, und die Teilnehmenden nennen die Paare, an die sie sich erinnern.

Leichte Variante

Durchführung

Sie können die Liste mit den Namen beliebig kürzen, um die Aufgabe einfacher zu gestalten. Hierfür decken Sie beim Kopieren einen Teil der Liste mit einem weißen Blatt ab.

Prägen Sie sich die Namen der Ehepaare ein.

Emil und Gerlinde
Hans und Irmgard
Fritz und Emma
Jan und Sarah
Gerhard und Inga
Phillip und Kathrin
Markus und Olga
Christian und Doris
Mark und Elisabeth
Ferdinand und Katharina

Aussagen rund um berühmte Paare beurteilen

TRAININGSBEREICHE	*Urteilen* *Wissen* *Konzentrieren*
MATERIAL	*keins*
ZEIT	*ca. 5 Minuten*
VORBEREITUNG	*keine*

Durchführung

Lesen Sie folgende Behauptungen vor und bitten Sie die Teilnehmenden zu entscheiden:
Sind die Aussagen wahr? Oder falsch? Wer glaubt, die Aussage sei richtig, hebt die Hand.

- Der Vorname von Helmut Kohls erster Frau war „Hannelore".
  → **Richtig**.

- Cäsar und Kleopatra haben sich nie persönlich kennen gelernt.
  → **Falsch**. (Auch wenn es nur wenige Belege für eine Affäre zwischen den beiden gibt, ist doch unumstritten, dass sie sich aus politischen Gründen trafen.)

- Anna Katharina Ludowica von Schiller war die Ehefrau des Dichters Friedrich von Schiller.
  → **Falsch**. (Ihr Name war Charlotte Luise Antoinette von Schiller.)

- Die Frau von Martin Luther, Katharina von Bora, war ursprünglich eine Nonne.
  → **Richtig**.

- Bonny und Clyde stammten beide aus Texas.
  → **Richtig**.

- Helmut Schmidt heiratete am 27. Juni 1942 Hannelore Schneider.
  → **Falsch**. (Seine Ehefrau hieß Hannelore Glaser, genannt Loki.)

- Ludwig van Beethoven heiratete 1790 die Gräfin Marie von Erdődy
  → **Falsch**. (Er blieb unverheiratet.)

- Mozarts Frau Constanze stammte aus Österreich.
  → **Richtig**.

- Goethes Ehefrau arbeitete vor der Ehe zeitweise als Putzmacherin.
  → **Richtig**

Berühmte Pärchen finden

TRAININGSBEREICHE	*Struktur und Zusammenhang* *Wissen* *Konzentrieren*
MATERIAL	*Wortkarten*
ZEIT	*ca. 7 Minuten*
VORBEREITUNG	*Die Karten mit den Namen der Pärchen einmal kopieren und ausschneiden. Für den mehrfachen Gebrauch evtl. laminieren.*

Durchführung

Die Karten mischen und offen auf dem Tisch verteilen. Die Teilnehmenden versuchen, die Paare zu finden.

Lösung

- Daisy und Donald
- Napoleon und Josephine
- Marianne und Robin Hood
- Rosa Luxemburg und Karl Liebknecht
- Die Schöne und das Biest
- Othello und Desdemona
- Romeo und Julia
- Sisi und Franz Josef

- Tristan und Isolde
- Bonnie und Clyde
- Adam und Eva
- Maria und Josef

Schwere Variante

Durchführung

Es werden nur die Kärtchen mit den Namen aus der zweiten Spalte ausgelegt. Die Teilnehmenden ziehen jeweils eine Karte und ergänzen aus dem Kopf den dazugehörigen Partner.

Daisy	Donald
Napoleon	Josephine
Marianne	Robin Hood
Rosa Luxemburg	Karl Liebknecht
die Schöne	das Biest
Othello	Desdemona

Romeo	Julia
Sisi	Franz Josef
Tristan	Isolde
Bonnie	Clyde
Adam	Eva
Maria	Josef

Überschriften suchen

TRAININGSBEREICHE	*Worte finden* *Mit Fantasie* *Assoziieren*
MATERIAL	*Bildkarten* *Flipchart, Tafel oder Zettel*
ZEIT	*ca. 6 Minuten*
VORBEREITUNG	*Die Bildkarten einmal mit dem Farbkopierer kopieren und ausschneiden.* *Für den mehrfachen Gebrauch evtl. laminieren.*

Durchführung

Schreiben Sie untenstehende Überschriften auf Flipchart, Tafel oder Zettel. Die Bildkarten werden auf dem Tisch ausgelegt. Anschließend wählen die Teilnehmenden jeweils eine Bildkarte und entscheiden gemeinsam, welche Überschrift am besten zu dem Bild passt.

Überschriften

- Start in die Grillsaison
- Den Wald mit Hund erleben
- Gartenarbeit zu zweit
- Frisch vom Feld schmeckt es am besten
- Sommerliches Tanzvergnügen
- Füreinander da sein
- Lass dir in die Karten schauen

Mittelschwere und schwere Variante

Durchführung

Schreiben Sie keine Überschriften auf. Die Teilnehmenden ziehen jeweils eine Bildkarte und denken sich selbst eine passende Überschrift aus.

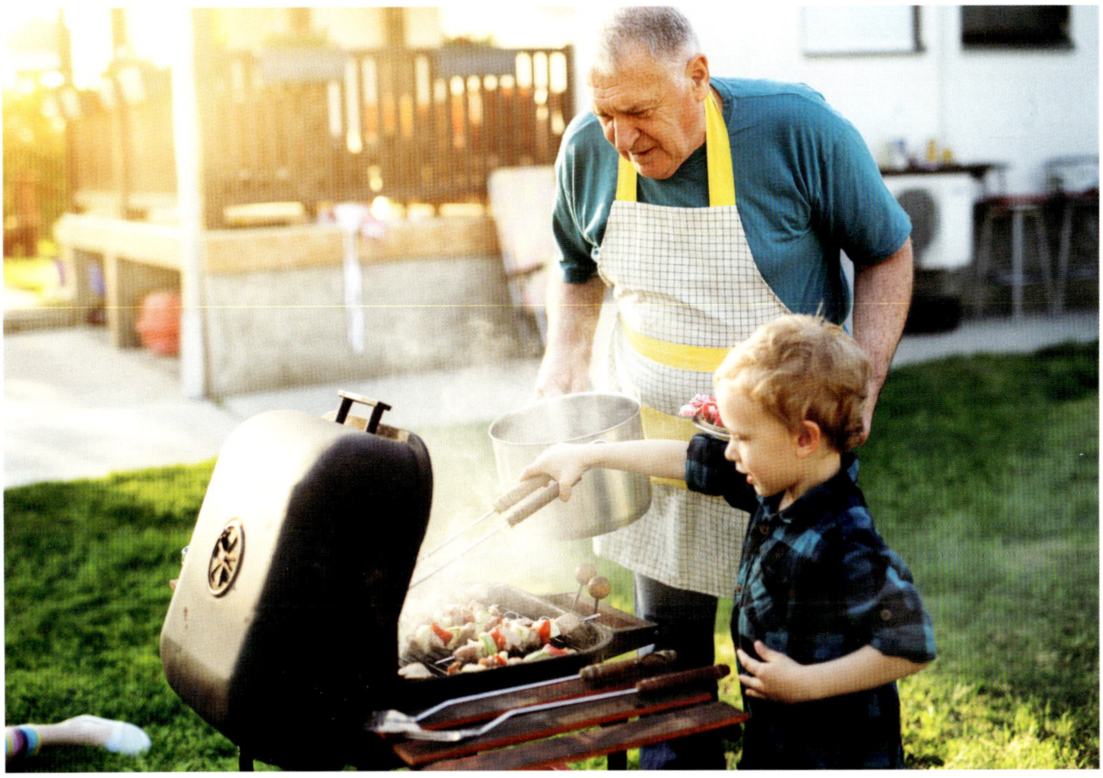

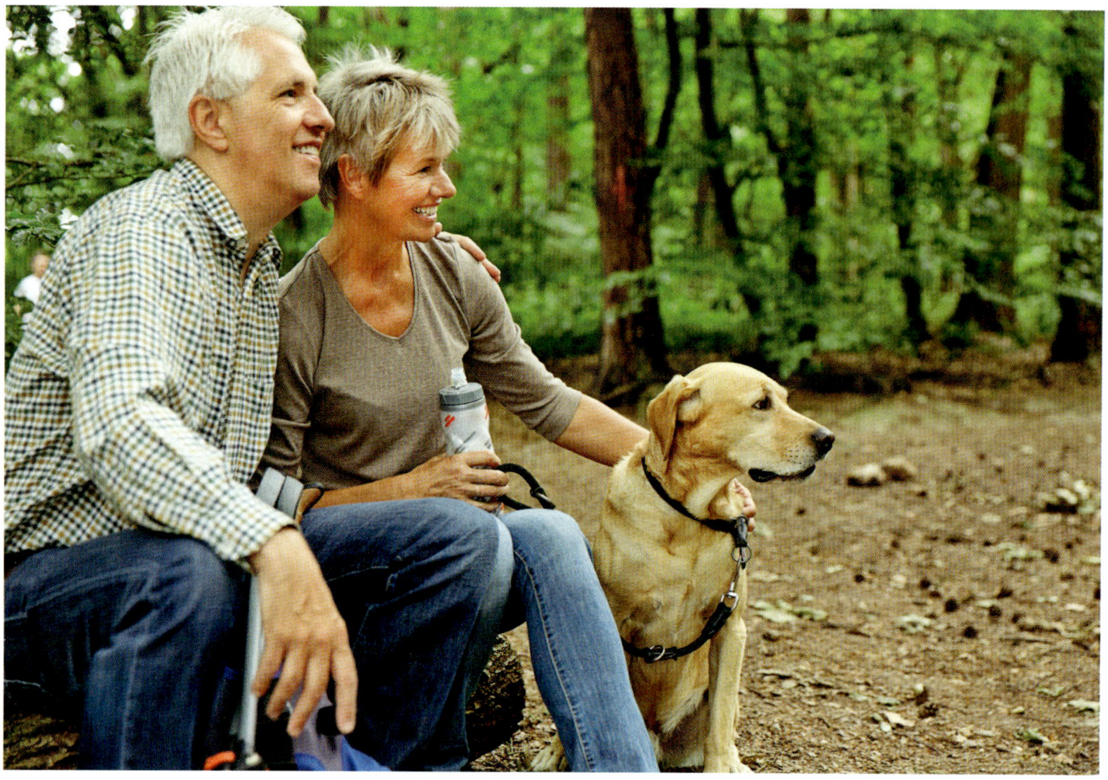

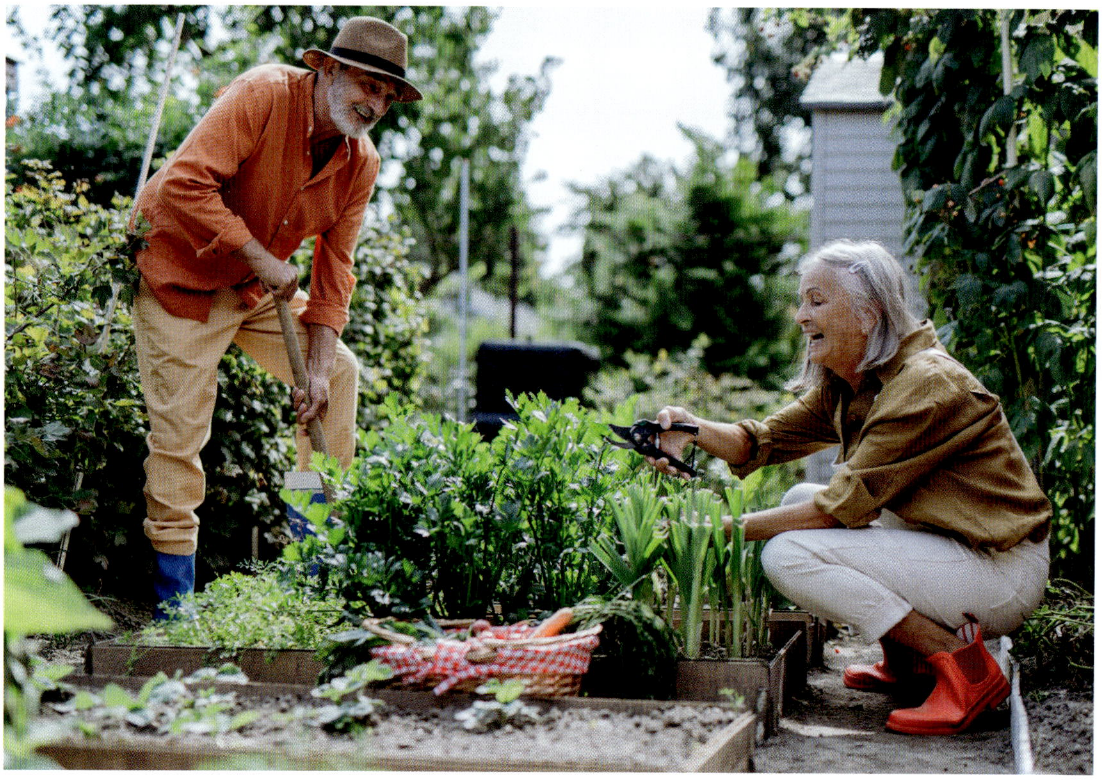

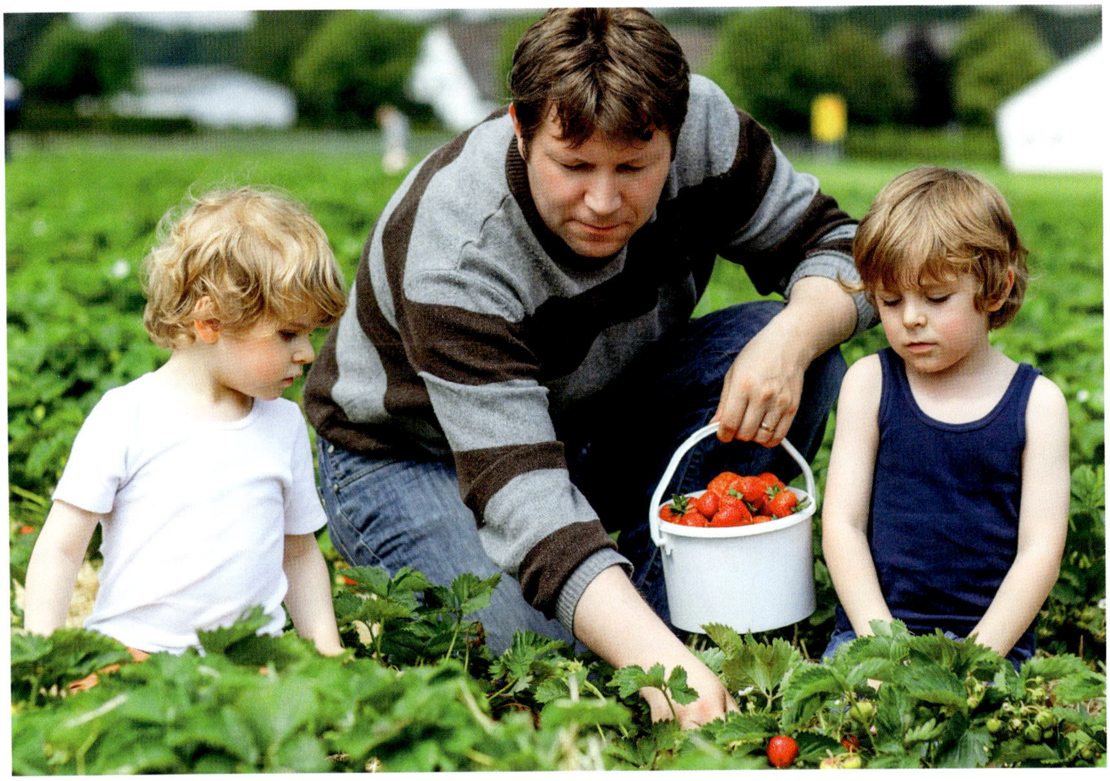

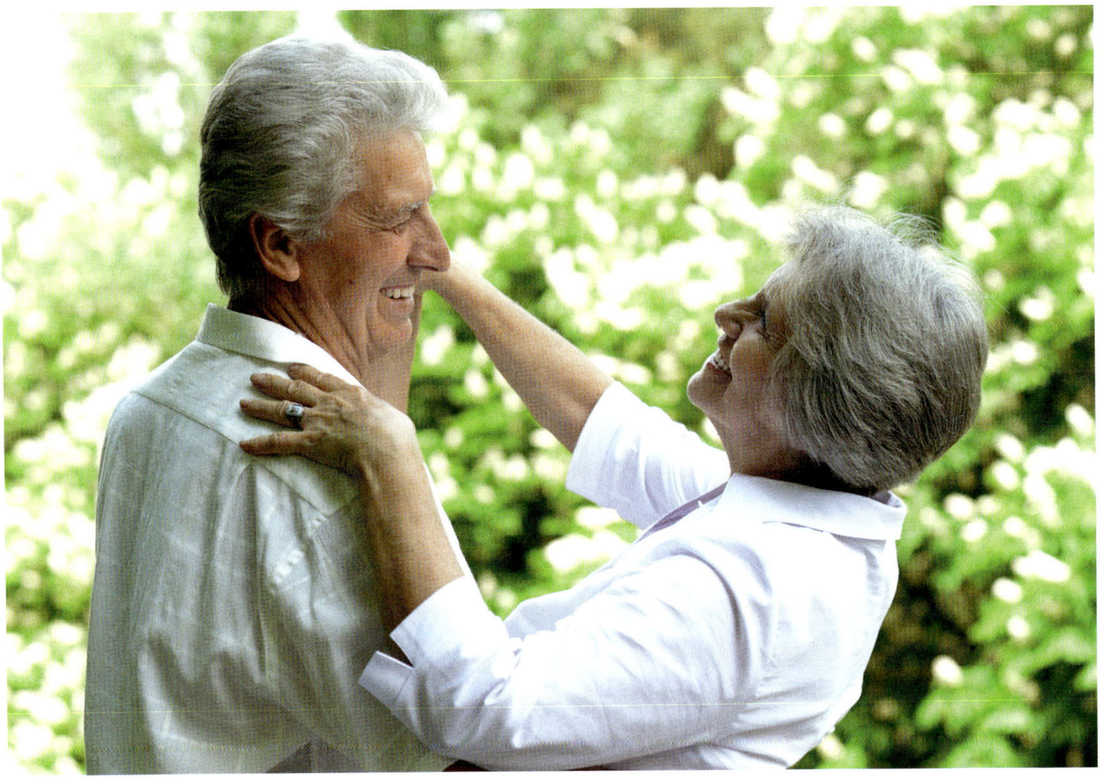

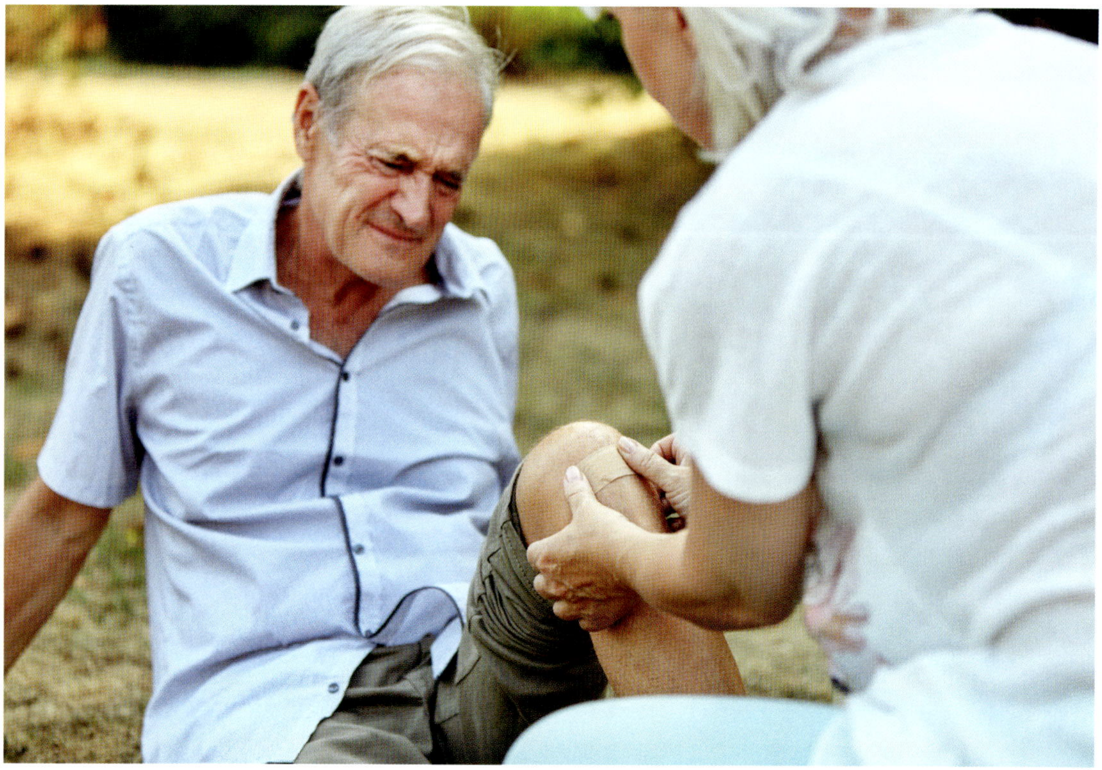

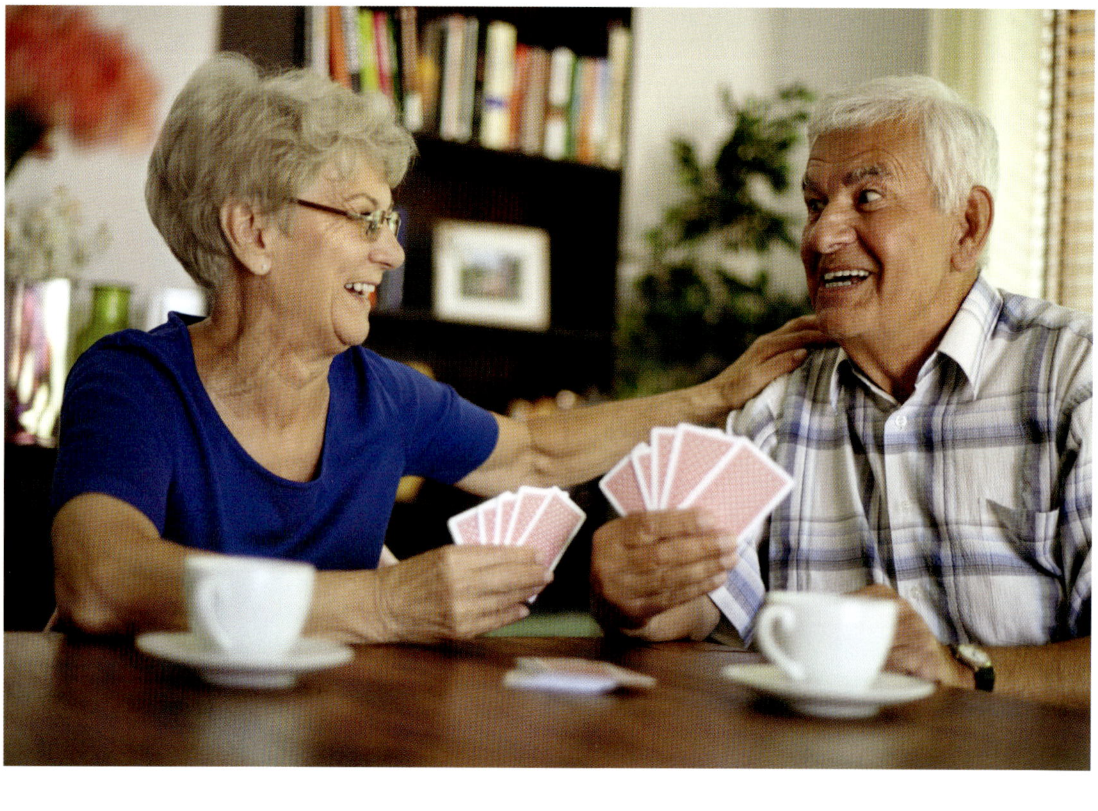

„O glücklich, wer ein Herz gefunden!“

TRAININGSBEREICH	*Entspannung*
MATERIAL	*keins*
ZEIT	*ca. 1 Minute*
VORBEREITUNG	*keine*

Durchführung

Lesen Sie das Gedicht von Hoffmann von Fallersleben laut vor.

O glücklich, wer ein Herz gefunden!

O glücklich, wer ein Herz gefunden,
das nur in Liebe denkt und sinnt
und mit der Liebe treu verbunden
sein schön’res Leben erst beginnt!

Wo liebend sich zwei Herzen einen,
nur eins zu sein in Freud und Leid,
da muss des Himmels Sonne scheinen
und heiter lächeln jede Zeit.

Die Liebe, nur die Lieb’ ist Leben:
Kannst du dein Herz der Liebe weih’n,
so hat dir Gott genug gegeben,
heil dir! Die ganze Welt ist dein!

Hoffmann von Fallersleben (1798–1874)

Passende Sprichwörter zuordnen

TRAININGSBEREICHE	*Wissen* *Urteilen* *Konzentrieren*
MATERIAL	*keins*
ZEIT	*ca. 5 Minuten*
VORBEREITUNG	*keine*

Durchführung

Lesen Sie die Situationsbeschreibungen vor und bitten Sie die Teilnehmenden, ein passendes Sprichwort rund um die Liebe zu nennen.

Situationsbeschreibungen

- Harald hat sich Hals über Kopf in Irmgard verliebt. Dass Irmgard immer nur neonfarbene Kleidung trägt, hat er noch gar nicht gesehen.
  → **Liebe macht blind.**

- Willi bekocht seine neue Freundin Gisela jetzt schon zum dritten Mal. Gisela schmeckt das Essen ganz hervorragend, und nach jedem Essen mag sie Willi noch ein bisschen mehr.
  → **Liebe geht durch den Magen.**

- Frederike und Frederik heißen nicht nur sehr ähnlich, sie spielen auch beide gern Tennis und malen gern. Sie wählen die gleiche Partei und sind sich auch sonst in den meisten Dingen einig. Im August findet die Hochzeit statt.
  → **Gleich und Gleich gesellt sich gern.**

- Feuer und Wasser könnten nicht unterschiedlicher sein als Maike und Jonathan. Sie haben wirklich nichts gemeinsam. Trotzdem kann nichts die beiden Turteltauben trennen.
  → **Gegensätze ziehen sich an.**

- Melanie hat schon seit drei Tagen fast nichts gegessen. Sie denkt immer nur an Jan. Sie hat das Gefühl, außer ihrem neuen Schatz nichts zum Leben zu brauchen.
  → **Von Luft und Liebe leben.**

Leichte Variante

MATERIAL *Flipchart, Tafel oder Zettel*

Durchführung

Schreiben Sie die Sprichwörter rund um die Liebe auf Flipchart, Tafel oder Zettel. Anschließend lesen Sie die Situationsbeschreibungen vor. Die Teilnehmenden versuchen, ein passendes Sprichwort auszusuchen.

Über die Autorin

Natali Mallek (Dipl.-Sozialpädagogin, Gedächtnistrainerin nach BVGT) ist erfolgreiche Autorin zahlreicher Bücher zur Aktivierung und Beschäftigung von Seniorinnen und Senioren sowie Menschen mit Demenz.
Als Gründerin und Autorin der bekannten Fachseite „Mal-alt-werden.de“ vermittelt sie seit vielen Jahren praxiserprobte Ideen für die soziale Betreuung.
Ihre Arbeit ist geprägt von Fachwissen, Empathie und dem Ziel, Freude und Lebensqualität in den Alltag älterer Menschen zu bringen.